MÉTHODE CURATIVE EXTERNE

DES DOULEURS

RHUMATISMALES, GOUTTEUSES, NERVEUSES,

DES MALADIES DE LA CIRCULATION LYMPHATIQUE,

ET DES

VISCÉRALGIES,

AFFECTIONS NERVEUSES DES VISCÈRES,

CONFONDUES AVEC LES

PHLEGMASIES CHRONIQUES ET LES LÉSIONS ORGANIQUES.

DIACHIRISMOS DE MÉDICAMENS SIMPLES.

Par le Docteur **C. J. B. COMET**, Chevalier de la Légion-d'Honneur, Professeur d'anatomie physiologique, Membre de l'ancienne Société Royale académique des Sciences de Paris, etc.

Septième édition,

Accompagnée d'une première série d'observations et de développemens pratiques servant de complément à la Méthode.

PRIX : 3 FR. 50. Par la poste, 4 fr.

PARIS.

CHEZ L'AUTEUR, RUE DES PETITS-PÈRES, N° 3

1840.

MÉTHODE CURATIVE

EXTERNE.

IMPRIMERIE D'ÉD. PROUX ET Cᵉ,
Rue Neuve-des-Bons-Enfans, 3.

DES DOULEURS

RHUMATISMALES, GOUTTEUSES, NERVEUSES,

DES MALADIES DE LA CIRCULATION LYMPHATIQUE,

ET DES

VISCÉRALGIES,

AFFECTIONS NERVEUSES DES VISCÈRES,

CONFONDUES AVEC LES

PHLEGMASIES CHRONIQUES ET LES LÉSIONS ORGANIQUES.

DIACHIRISMOS DE MÉDICAMENS SIMPLES.

Par le Docteur **C. J. B. COMET**, Chevalier de la Légion-d'Honneur, Professeur d'anatomie physiologique, Membre de l'ancienne Société Royale académique des Sciences de Paris, etc.

Septième édition.

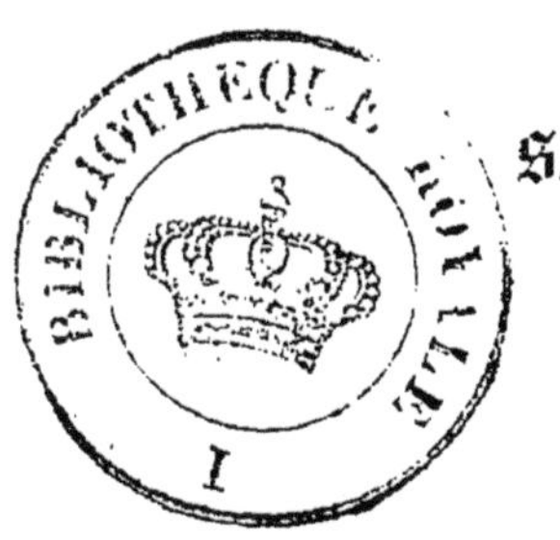

PARIS,

CHEZ L'AUTEUR, RUE DES PETITS-PÈRES, N.º 3.

1840.

AVANT-PROPOS.

Nous avions déjà publié les trois premières éditions de notre *Méthode curative externe des douleurs,* lorsqu'un recueil de médecine, qui jouit d'une influence méritée (*les Archives de Médecine*), a exprimé vivement, dans un article contenu dans le cahier de juin 1836 , tout l'intérêt et l'importance que l'on doit mettre à l'étude des maladies qui ont pour caractère spécial la *douleur.* « Ouvrez tous les livres, vous y chercherez vainement un genre de maladie décrit à part, et dans lequel vous puissiez trouver, assemblées sous un titre spécial , toutes les affections caractérisées par la fixation précise et circonscrite du phénomène *douleur.* L'histoire de cet ordre important d'affections est tout à faire. Si, depuis trente ans, les esprits s'étaient appliqués à l'étude de ces maladies, nous n'aurions pas à signaler ce besoin de la science.

« La société souffre de la préoccupation qui a dirigé presque exclusivement les recherches des médecins sur les maladies organiques ; car, s'ils ont été payés de leurs travaux par l'acquisition de connaissances qui manquaient à leurs prédécesseurs, il faut avouer que l'*art de guérir* n'y a pas eu autant ses intérêts satisfaits que la science qui a pour objet la classification des maladies, la nosologie ; car le traitement des maladies, sur le siége anatomique et les transformations organiques desquelles nous avons appris de si merveilleuses choses, en est justement là où l'avaient laissé ceux qui ignoraient toutes ces choses. Si, au contraire, le même enthousiasme, la même persévérance, les mêmes hommes s'étaient portés sur l'étude des maladies *sans lésion matérielle et caractérisées par la douleur,* on peut affirmer que leur connaissance, dont chacun déplore l'obscurité, que leur traitement, dont ni les raisons fondamentales, ni les détails d'application ne sont compris, se seraient agrandis et perfectionnés. »

Telle est la tâche que nous avons entreprise et que nous avons la conscience de pouvoir remplir, au grand avantage de l'humanité, *sous le rapport pratique* ; car il ne s'agit point ici d'établir une théorie plus ou moins ingénieuse, mais d'indiquer une méthode curative très efficace, et au moyen de laquelle on puisse guérir ou soulager le plus grand nombre de malades atteints de ces maux auxquels, il est vrai, la science a donné différentes dénominations, mais qui ne changent aucunement leur nature identique, et que l'expérience de chaque jour prouve être l'effet d'une même cause, un *trouble* de la circulation lymphatique ou nerveuse (1).

Notre intention n'est pas de développer dans cette notice les idées que nous nous sommes formées sur la nature des affections dites nerveuses, rhumatismales ou goutteuses ; seulement nous ferons remarquer brièvement :

1° Que les *nerfs* ne sont formés que de l'assemblage d'une infinité de petits conduits étroitement unis et qui renferment un fluide blanc dont la cir-

(1) Ce qui est remarquable, c'est que le rhumatisme, en changeant de siége, change aussi de dénomination, bien qu'assurément il ne puisse changer de nature. A la tête, il prend le nom de *gravedo* ; dans les muscles du cou on le nomme *torticolis* ; il devient *pleurodynie* s'il a lieu dans les muscles pectoraux ; mais si, de ces derniers il passe dans les muscles dorsaux il reprend son nom de rhumatisme ; lorsqu'il affecte la région lombaire, on l'appelle *lumbago* ; enfin il prend le nom de *sciatique*, etc... « En médecine comme en beaucoup d'autres sciences, on est souvent la dupe des mots. »

culation est incontestable. Les fonctions des nerfs sont de répartir le fluide nerveux, qui a la propriété de rendre sensibles les tissus qui en sont pénétrés. L'altération de la circulation nerveuse doit nécessairement engendrer la douleur (*névralgie*), ou un trouble de l'innervation (*névrose*) ; sa diminution, la *faiblesse musculaire* ; son abolition, la *paralysie*.

2° Que les muscles ne reçoivent leur sensibilité et la faculté de se contracter que du libre exercice des fonctions des nerfs. Lorsqu'il y a douleur dans les muscles et obstacle à la contraction, on dit qu'il y a *rhumatisme* ; mais le moyen curatif doit toujours être dirigé de manière à modifier la circulation nerveuse entravée, sinon il est inefficace. Le rhumatisme n'est donc qu'une affection qui peut se compliquer d'accidens inflammatoires, sans doute, mais qui, primitivement, n'était que nerveuse. Nous prouvons cette assertion en faisant remarquer qu'il ne se manifeste jamais de rhumatisme dans les parties paralysées, à cause de l'abolition des fonctions des nerfs.

3° Que les articulations sont entièrement composées de tissus fibreux, cartilagineux, membraneux et ligamenteux, qui sont naturellement peu sensibles et constamment abreuvés de fluides blancs. L'inflammation s'y développe très difficilement, parce qu'elle n'y a point d'aliment naturel (le fluide sanguin). Cependant les affections des articulations sont extrêmement douloureuses; et à quoi donc attribuer les désordres qui se manifestent dans les accès de *goutte* et les *rhumatismes articulaires*, si ce n'est au trouble et à l'altération de la circulation lymphatique, qui est, pour ainsi dire, le seul phénomène vital appréciable dans toutes les régions articulaires?

4° Enfin l'expérience a prouvé que les évacuations sanguines, ou un traitement débilitant, sont plutôt contraires que favorables à la guérison des affections rhumatismales, goutteuses et nerveuses. Il faut donc reconnaître, car il n'est plus permis d'en douter, que les douleurs permanentes et intermittentes qui se manifestent dans ces maladies, ne résultent pas d'une inflammation des tissus, mais bien d'un trouble constant ou accidentel de la circulation lymphatique ou nerveuse. Les succès que nous obtenons par l'emploi de notre procédé justifient cette opinion qui n'est pas théorique, mais pratique, et qui est généralement celle des médecins observateurs. Comment n'en serait-il pas ainsi, quand nous pouvons citer, à l'appui de ce que nous avançons, des guérisons aussi nombreuses qu'extraordinaires. (*Voir les Observations détaillées.*)

C'est d'après les données que nous venons de résumer, que nous expliquons les avantages de notre Méthode curative externe, qui a pour but de modifier profondément la nature des fluides blancs et de faciliter leur circulation; la théorie découle de la pratique que nous allons exposer sans autre préambule. On trouvera dans le recueil d'observations où sont relatés les moyens mis en usage pour opérer la guérison des affections graves dont nous publions l'histoire, des développemens théoriques et pratiques importans que nous recommandons à l'examen de nos lecteurs, parce qu'ils appuient, éclairent et expliquent très bien les succès obtenus.

Si nous nous abstenons de citer ici un grand nombre de personnes notables qui ont éprouvé les plus heureux effets de notre médication externe, c'est que nous voulons les soustraire aux importunités auxquelles elles pourraient être sujettes : la position médicale que nous occupons doit être une suffisante garantie de la véracité de nos assertions. Il serait indigne de nous d'employer un moyen dont les charlatans ont toujours abusé, et qui, en définitive, ne fournit généralement que des preuves fort suspectes.

Cependant nous avons fait tous nos efforts pour faire constater d'une manière authentique l'efficacité de nos procédés thérapeutiques. Quelques mauvaises raisons réglementaires viennent encore mettre obstacle à l'acceptation de la preuve que nous voulons fournir en dehors des faits tirés de notre pratique particulière ; mais nous avons lieu d'espérer que les intérêts de l'humanité l'emporteront. Pour arriver à ce but, nous avons d'abord adressé à M. le ministre de l'intérieur la lettre suivante :

Monsieur le Ministre,

Je possède un procédé thérapeutique dont l'expérience a sanctionné la puissance immense pour combattre les douleurs rhumatismales, goutteuses, nerveuses, et les maladies résultant d'un trouble ou d'une altération de la circulation lymphatique, telles que les viscéralgies en général (névroses et névralgies), les engorgemens glanduleux et articulaires, le rachitisme scrofuleux, la paralysie sans lésion organique, etc. Ce n'est pas ici le cas d'exposer ma théorie ni les moyens pratiques que je mets en usage pour obtenir des résultats presque constamment favorables. Quant à la nature des remèdes, comme ils sont externes et rentrent pour ainsi dire dans la classe des cosmétiques, je ne puis être, comme d'usage, dans l'obligation d'en donner préalablement la formule : les titres scientifiques dont je suis revêtu, la position médicale que j'occupe, offrent toutes garanties sous ce rapport.

D'ailleurs je ne viens pas solliciter un brevet protecteur de ma découverte, monsieur le Ministre; je réclame seulement votre intervention pour être autorisé à soulager ou à guérir un certain nombre de malades plus ou moins atteints d'affections du genre de celles indiquées ci-dessus, et qui seraient choisis dans les hôpitaux pour être confiés à mes soins, sous la surveillance d'une commission de médecins chargés de constater les effets et les résultats de ma médication externe.

Aussitôt qu'il sera bien avéré et reconnu authentiquement que mon procédé thérapeutique est préférable, dans le plus grand nombre des cas, à tous ceux connus jusqu'à ce jour, je me ferai un devoir de donner à ma Méthode curative externe toute la publicité désirable. Je ne fais aucune condition; j'ai la confiance que le gouvernement ne voudra pas rester, à mon égard, en arrière des sentimens généreux dont j'aurai fait preuve.

J'ai l'honneur d'être, etc. Le Docteur COMET.

RÉPONSE.

MINISTÈRE DU COMMERCE ET DES TRAVAUX PUBLICS.

A M. COMET, DOCTEUR EN MÉDECINE, ETC.

Paris, le 19 août 1836.

Monsieur,

M. le Ministre de l'intérieur m'a fait le renvoi de la lettre que vous lui avez écrite, et par laquelle vous exprimez le vœu d'être admis à expérimenter, sur un certain nombre de malades des hôpitaux, un procédé que vous avez employé avec succès pour la guérison des douleurs rhumatismales, nerveuses, goutteuses, etc.

D'après les règles établies par l'administration des hôpitaux, aucun remède nouveau ne peut être introduit et expérimenté, dans ces établissemens, sans l'avis préalable d'un conseil médical formé par un certain nombre de médecins de ces mêmes hôpitaux.

Or, Monsieur, votre remède étant secret, le conseil médical des hôpitaux ne sera certainement pas d'avis qu'on doive en autoriser l'application, à moins que vous ne lui en donniez communication, ou que vous ne produisiez les preuves les plus authentiques de son efficacité. Je ne puis donc donner aucune suite à votre demande avant que vous m'ayez fait connaître si vous êtes prêt à satisfaire à l'une ou à l'autre de ces conditions.

Agréez, Monsieur, l'assurance de ma considération.

Le Ministre du commerce et des travaux publics,

PASSY.

RÉPLIQUE.

Monsieur le Ministre,

Vous ne pouvez, dites-vous, donner aucune suite à la demande qui vous a été adressée, avant que j'aie fait connaître au conseil médical des hôpitaux la composition des remèdes qui constituent ma Méthode curative externe des affections rhumatismales, nerveuses, goutteuses, etc., ou que je produise les preuves les plus authentiques de son efficacité.

Mais, monsieur le Ministre, pour que je pusse fournir des *preuves authentiques* de l'efficacité de mon procédé, il ne faudrait pas me priver des moyens de les faire... Accepterat-on comme preuves bonnes et valables des nombreux succès que j'ai obtenus, l'expression de la reconnaissance des malades qui ont été guéris par mon procédé, tant à Paris que dans les divers départemens de la France?... Je ne le pense pas; cependant je suis prêt à soumettre une correspondance volumineuse qui ne pourrait laisser aucun doute sur la réalité de mes assertions.

Je connais, monsieur le Ministre, les prétentions des membres du conseil médical, et je sais bien qu'ils n'en rabattront rien, même avec un confrère dont ils peuvent apprécier la capacité et la moralité. Avant tout, ils voudront posséder ce qu'ils appellent mon secret...

C'est donc à dire que, quel que soit le mérite apparent d'une découverte; quelque avantage que l'humanité puisse en retirer; que l'on soit pourvu de tous les titres universitaires et académiques qui rendent apte à des fonctions supérieures; ou que l'on soit tout à fait étranger à l'art de guérir ou un charlatan éhonté, il faudra également, et de la même manière, passer sous les fourches caudines du conseil médical!

Eh bien, non, monsieur le Ministre, je ne montrerai pas tant d'humilité: j'ai agi en praticien loyal et philanthrope; je ne ferai rien de plus. Je n'ai besoin ni d'approbation ni d'autorisation spéciale pour répandre les bienfaits de ma Méthode curative *externe*, j'aurai seulement recours à la publicité; je ne crains ni la censure, ni les quolibets, car ma pratique est aussi rationnelle que méthodique, et je compte presque autant de guérisons que de malades. Peut-être un jour, monsieur le Ministre, malgré les efforts de votre souverain conseil médical, la douleur vous forcera-t-elle à réclamer les soins de celui qui sait la vaincre; et alors, monsieur le Ministre, si je vous guéris, je me plais à espérer que vous n'aurez sans doute plus besoin d'autre preuve authentique de l'efficacité de mon procédé pour m'octroyer ma demande.

C'est dans cet espoir, monsieur le Ministre, que je me résigne à attendre.

J'ai l'honneur d'être,

Monsieur le Ministre,

Votre très humble et très obéissant serviteur,

Le Docteur COMET.

Là ne s'est pas terminée notre correspondance avec l'autorité administrative, et nos instances auprès des divers ministres qui se sont succédés, ne seront pas, nous avons lieu de le croire, sans résultat. C'est ce que nous devons augurer de la teneur de la lettre suivante, qui nous a été adressée à une année de date de la première :

MINISTÈRE DU COMMERCE ET DES TRAVAUX PUBLICS.

A M. COMET, DOCTEUR EN MÉDECINE, ETC.

Paris, le 29 août 1837.

Monsieur,

Je réponds à la lettre que vous m'avez fait l'honneur de m'écrire pour réclamer *de nouveau* l'autorisation de mettre en pratique, *gratuitement*, dans les hôpitaux, une Méthode de traitement externe contre les douleurs rhumatismales, goutteuses, nerveuses, etc.

Un de mes prédécesseurs vous a invité à produire des preuves authentiques de l'efficacité de votre Méthode et vous paraissez disposé à le faire ; j'attends donc que vous m'adressiez les explications et les pièces propres à former l'opinion des hommes de l'art, pour transmettre votre demande au conseil médical des hôpitaux, par l'entremise de M. le préfet de la Seine; mais je pense, ainsi que mon prédécesseur, que la communication de votre procédé serait un plus sûr moyen d'obtenir une décision conforme à vos vœux.

Recevez, Monsieur, l'assurance de ma considération.

Pour le Ministre et par autorisation,

Le conseiller d'État Directeur,

VINCENS.

Les documens réclamés ont été surabondamment fournis; mais nous attendons toujours l'autorisation que nous avons demandée.

EXPOSÉ

DE LA MÉTHODE CURATIVE EXTERNE

DES DOULEURS

RHUMATISMALES, GOUTTEUSES, NERVEUSES,

ET DES MALADIES

RÉSULTANT D'UNE ALTÉRATION DE LA CIRCULATION LYMPHATIQUE.

2

AVIS AU LECTEUR.

La publication d'une nouvelle Édition de cet ouvrage étant devenue nécessaire avant que nous ayons pu réunir et coordonner de nombreux matériaux qui devaient imprimer à ce travail une assez grande importance scientifique, nous avons remis à une autre époque les soins que nous devons y donner sous ce rapport. Tel qu'il est actuellement, malgré les nombreuses augmentations qu'il a subies, il ne faut encore le considérer que comme un exposé pratique. Cependant nous espérons qu'il remplira complètement le but que nous nous proposons, et que les médecins et les malades y trouveront autre chose que des dissertations critiques sur les travaux de nos devanciers. C'est un travail essentiellement pratique, dans lequel nous avons évité toute discussion théorique.

MÉTHODE CURATIVE EXTERNE
DES DOULEURS
RHUMATISMALES, GOUTTEUSES, NERVEUSES,
DES VISCÉRALGIES
ET DES MALADIES DE LA CIRCULATION LYMPHATIQUE.

PROCÉDÉS D'APPLICATION.

Il faut que la partie malade soit d'abord recouverte d'un morceau de *flanelle préparée*, convenablement disposé et fixé (1). Ce tissu, par son seul contact avec la peau, a la propriété de dissiper les douleurs légères ; mais, pour les affections plus intenses, il faut développer l'action de la substance médicamenteuse dont la *flanelle préparée* est imprégnée, au moyen d'un réactif liquide et de la *vaporisation*. Il y a trois procédés pour déterminer la *vaporisation*, l'un *actif*, l'autre *passif* et le troisième *mixte*.

(1) Une *bande de flanelle préparée* peut s'appliquer assez exactement à la région malade. Mais les personnes aisées pourront substituer avantageusement à l'emploi des bandes, celui de certains vêtemens en flanelle préparée dont l'usage est plus commode et plus favorable, parce qu'on ne met à découvert aucune partie du corps pendant l'application du remède. Nous indiquerons plus loin la manière de préparer la flanelle.

Procédé actif. — On trempe d'abord une petite éponge dans une certaine quantité d'*eau réactive* préalablement chauffée, si la saison est froide, et l'on imbibe, sans la tremper, la flanelle dans une étendue un peu plus considérable que la région où se manifestent les douleurs, soit en une seule fois, soit à plusieurs reprises et successivement. Moins la flanelle est mouillée, mieux la *vaporisation* s'opère régulièrement,

Pour la déterminer, on promène, plus ou moins lentement, et sans interruption, sur toute l'étendue de la flanelle humectée, une *boule de métal* fixée par une tige à un manche, et à laquelle on a communiqué un degré de chaleur à peu près égal à celui que les blanchisseuses donnent aux fers avec lesquels elles repassent le linge. Afin d'obtenir d'une manière exacte le degré de chaleur convenable, on fait chauffer outre mesure les boules métalliques, soit dans un feu de braise, soit à la flamme de l'esprit de vin mis en combustion, et on les plonge, au moment de s'en servir, dans une tasse d'eau jusqu'à ce qu'elles n'y occasionnent plus de frémissement. Pour ne pas interrompre la vaporisation, il faut, pendant que l'on se sert d'une boule, en avoir une autre au feu, que l'on emploiera aussitôt que la première aura perdu le degré de chaleur nécessaire; l'on agit d'une main avec l'éponge pour humecter la flanelle, et de l'autre, armée de la boule, on fait immédiatement pénétrer l'eau réactive; la boule remplace l'éponge, *et vice versâ*. La grosseur des boules doit être d'autant plus considérable que la partie sur laquelle on opère sera plus étendue (1). Par le contact du fer très chaud, mais non brûlant, avec la flanelle, le liquide médicamenteux que son tissu renferme se dégage à l'état de vapeur qui est profondément dirigée à travers les pores de la peau. La sensation qu'éprouve le malade est généralement agréable, elle n'est trouvée incommode que par les sujets très impressionnables; cependant elle n'est jamais insupportable, et l'on s'y habitue bien vite, surtout si la personne qui gouverne la boule a soin de ne pas la faire stationner et peser sur les parties malades. Du reste, cette petite opération ne présente aucune difficulté et ne demande qu'un peu d'habitude, qui s'acquiert bien vite, pour être bien faite.

Plus le mal est ancien et profond, plus il faut

(1) Quelques personnes supposent que des fers ordinaires pourraient être substitués sans inconvénient aux boules métalliques; c'est une erreur : les fers plats et larges dessèchent trop promptement la flanelle humectée avec laquelle on les met en contact; ils occasionnent une grande perte de la préparation médicamenteuse qu'ils attirent au dehors au lieu de la faire pénétrer dans les pores de la peau. Les boules métalliques, au contraire, ne produisent aucune évaporation, et s'appliquent avec un très grand avantage aux parties sur lesquelles on opère.

augmenter et prolonger la vaporisation , en humectant légèrement, à deux ou trois reprises, la flanelle qui , en définitive, doit être retirée presque à son état primitif de siccité.

Aussitôt l'opération terminée, on essuie vivement la région qui y a été soumise avec la main garnie d'un *miton* en flanelle préparée ; puis , avec un autre miton recouvert d'une couche assez épaisse de *baume névro-pathique*, on frictionne moelleusement en opérant une sorte de *massage* ou de *pétrissage*, jusqu'à ce que ce médicament ait été suffisamment absorbé. De temps en temps on approchera la main du feu pour faire chauffer le miton qui, après avoir servi un certain nombre de fois, perd de sa souplesse primitive. Enfin, il convient de soustraire la partie à l'impression de l'air pendant quelques heures. Les personnes qui portent habituellement sur la peau des tissus de flanelle, s'en revêtiront sur le champ. Il serait préférable de ne porter que des vêtemens en *flanelle préparée* qui déterminerait une action plus avantageuse, subséquente à la vaporisation et aux frictions ; c'est pourquoi les personnes qui ont des effets de flanelle, feront bien de les faire soumettre à la préparation. Dans les affections anciennes et rebelles, l'observation de cette prescription est indispensable (1).

(1) Rien n'est plus facile que d'imprégner toute espèce de flanelle ; il faut se procurer de la *Préparation liquide,* dans

Quelquefois, il faut mieux étendre sur la partie où l'on vient de pratiquer la vaporisation une couche de baume névro-pathique, que l'on fait pénétrer vivement dans les tissus, en agissant de nouveau sur la flanelle avec des boules métalliques, plus fortement chauffées qu'on ne l'a fait pour la vaporisation ordinaire. C'est surtout dans les névralgies et les engorgemens lymphatiques profonds qu'il faut procéder ainsi. Après la double vaporisation, on opère le massage à sec, avec la main garnie d'un miton en flanelle préparée.

Quelques applications, qui peuvent avoir lieu à six heures de distance l'une de l'autre, guérissent très bien les rhumatismes simples, non compliqués de lésions concomitantes ; souvent même les douleurs disparaissent entièrement par une seule application convenablement faite. Dans les affections invétérées et réputées incurables, chez les sujets avancés en âge ou d'une constitution débile, l'efficacité du remède se fait plus long-temps attendre ;

laquelle on trempe à froid ce tissu bien sec ; lorsqu'il est complètement imbibé, on le place dans une serviette forte, on le tord, puis on le fait sécher horizontalement ou, comme on dit, à plat, en l'étendant sur une claie ou sur une espèce de filet fixé entre deux chaises devant un feu vif. Cette manière de faire sécher la flanelle est importante pour que la base médicamenteuse ne se porte pas en plus grande quantité sur un point que sur l'autre.

c'est pourquoi il faut en prolonger et répéter l'emploi ; mais on arrive toujours, sinon à un succès complet, au moins à procurer aux malades un état de santé qu'ils ne pourraient obtenir par les moyens thérapeutiques connus.

Après chaque vaporisation, il faut laisser sécher, sans la laver, la *flanelle préparée*, si l'on veut encore s'en servir utilement : néanmoins, après deux ou trois applications au plus, elle a ordinairement perdu sa propriété médicamenteuse ; il est nécessaire alors de la préparer de nouveau. (*Voir la note précédente.*) Il faut avoir grand soin de n'employer que de la flanelle en très bon état de préparation ; c'est une condition de succès.

Procédé passif. — Pour les accès de goutte avec tuméfaction douloureuse des articulations, dans les rhumatismes aigus, comme pour les douleurs nerveuses bien caractérisées, il ne faut pas déterminer la vaporisation à l'aide d'une trop grande chaleur ; on doit, dans ce cas, se borner à tremper la boule de métal dans de l'eau bouillante ; par ce moyen on n'obtient qu'un degré de chaleur modéré. On peut même se contenter, pour les sujets d'une grande irritabilité, d'humecter la flanelle préparée, appliquée sur la partie malade, *avec l'eau réactive*, assez fortement chauffée, puis on met aussitôt obstacle à l'évaporation extérieure en entourant l'appareil avec un morceau de taffetas gommé. Ce procédé est sans doute d'une efficacité moins prompte que le précédent , mais il réussit également bien.

Dans les cas aigus, après l'application de la *vaporisation passive*, dont la durée ne doit être que d'une heure au plus, en même temps qu'on retire la flanelle humectée qui recouvre les parties malades, on enduit ces dernières d'une couche assez épaisse de baume névro-pathique, que l'on étend doucement avec la main, dont la chaleur naturelle est suffisante pour faciliter l'absorption de ce remède.

Au début des affections aiguës, qui se manifestent par une forte irritation de la peau et une rougeur plus ou moins vive, il faut s'abstenir de pratiquer la vaporisation et se borner à faire des embrocations répétées avec le baume névro-pathique; l'usage fréquent de ce remède calme la douleur et modère le développement des accès (1).

(1) Nous ne saurions trop préconiser l'emploi du baume névro-pathique, car c'est un des plus puissans modificateurs de l'innervation; son usage est très salutaire dans toutes les névroses et névralgies, l'hypochondrie, la chlorose, les palpitations, les convulsions, les coliques nerveuses , les crampes, l'asthme et les spasmes de toute nature ; mais il faut l'employer à haute dose. Il résout très promptement les engorgemens glanduleux, viscéraux et articulaires. C'est un excellent fondant, résolutif, tonique et anti-spasmodique. Pour énumérer tous les cas où son emploi serait favorable, il faudrait en quelque sorte citer tous les accidens qui sont le cortége de ces maladies réputées incurables , que nous avons

Procédé mixte. — L'expérience nous a indiqué l'utilité d'un mode d'application qui est très efficace et qui participe du procédé actif et du procédé passif, c'est pourquoi nous lui avons donné le nom de *mixte*. Il consiste à pratiquer les frictions et le massage à l'aide de mitons en flanelle bien préparée et alternativement imbibés d'eau réactive très chaude, puis recouverts de baume névro-pathique. Ce procédé est surtout avantageux dans les cas où il est nécessaire d'agir en même temps sur une très grande étendue du corps, ou lorsqu'on n'est pas à même de déterminer la vaporisation d'une manière convenable, soit parce que l'on manque des choses nécessaires, soit parce que le malade se trouve dans un état de faiblesse et de susceptibilité nerveuse qui ne permet pas l'emploi du procédé actif.

Nous avons dit plus haut que la *flanelle préparée* avait, par son seul contact avec la peau, la propriété de dissiper les douleurs légères, de quelque nature qu'elles soient, nerveuses, rhumatismales ou gout-

désignées sous la dénomination de *viscéralgies*, et qui font le désespoir des malades et des médecins. Le baume névro-pathique n'a pas pour base un corps gras, comme la plupart des pommades, onguens et linimens, dont le moindre inconvénient est de se rancir et surtout de boucher les pores de la peau dès la première application. Il est étonnant que l'on ait été si long-temps à reconnaître cette contre-indication de l'emploi des composés graisseux ou huileux. (*Voyez plus loin.*)

teuses ; nous ne saurions donc en trop recommander l'usage, particulièrement aux personnes qui éprouvent des douleurs passagères, un sentiment de gêne dans les mouvemens, des engourdissemens et des élancemens fréquens dans les diverses parties du corps. La *flanelle préparée* jouit, non seulement de toutes les propriétés de la flanelle simple dite de santé, mais elle possède à un degré éminent des vertus que l'expérience a sanctionnées : elle a une action sédative (calmante) sur le système nerveux et favorise la circulation sanguine et lymphatique, en diminuant la plasticité (épaississement) des humeurs ; elle facilite la résolution des engorgemens glanduleux ; enfin elle excite fortement les fonctions de la peau ; c'est à cette propriété spéciale qu'elle doit son heureuse influence.

Si quelques personnes trouvent ce traitement compliqué, c'est qu'elles n'ont pas lu avec attention les procédés d'application que nous venons de décrire, et qu'il y a confusion dans leur esprit ; il suffira qu'elles se mettent à l'œuvre pour voir disparaître les difficultés. Mais, en général, on voudrait guérir sans s'astreindre le moins du monde à l'observance de certaines pratiques indispensables. On aura plus volontiers recours à l'emploi banal de sales emplâtres ou onguens sans vertu ; on donnera la préférence à toutes les panacées commodes des charlatans, et l'on perdra en détail un temps précieux et beaucoup d'argent avant de se décider à adopter un traitement efficace. L'homme est ainsi fait, il recule devant l'ombre d'une difficulté et se plonge dans des embarras et des regrets de toutes sortes par des motifs qu'un peu de réflexion réduirait à leur juste valeur.

GUIDE PRATIQUE.

Les névralgies , les douleurs rhumatismales , les accès de goutte , doivent être considérés comme résultant d'une cause identique et doivent être traités de la même manière , sauf quelques modifications que nous avons déjà indiquées.

Il faut, en général , pratiquer la vaporisation , les frictions sèches et balsamiques, et le massage sur le lieu même où les accidens se manifestent.

La durée de chaque application doit être au moins d'une demi-heure pour une surface limitée comme celle du pied ou du genou ; d'à peu près trois quarts d'heure pour le ventre, la poitrine ou la tête ; il faut bien une heure pour toute la colonne vertébrale depuis la nuque jusqu'au bas des reins ; autant de temps pour la cuisse et la jambe , l'épaule et le bras , etc. — En prolongeant les applications on ne peut aucunement abuser du remède, au contraire on arrivera plus promptement au résultat désiré.

Pour la faiblesse des membres inférieurs et supérieurs, ainsi que pour les douleurs qui irradient de l'épine du dos ou qui n'ont point de siége fixe et parcourent, en quelque sorte, les diverses parties du corps, il faut agir sur toute l'étendue de la colonne vertébrale qui renferme la moelle épinière d'où émanent les nerfs du mouvement et du sentiment. On insistera particulièrement dans les gouttières latérales formées par la jonction des côtes avec les vertèbres : en même temps on combattra les accidens locaux par des applications alternatives sur les régions où les douleurs se feront sentir le plus fréquemment.

Dans la sciatique il faut opérer de préférence dans la direction du grand nerf sciatique ; dont la douleur fait connaître le trajet depuis sa sortie du bassin, au pli de la fesse, jusqu'à la partie externe du pied, en longeant le côté externe et un peu postérieur de la cuisse.

Dans le *gravedo* (rhumatisme ou névralgie des enveloppes du crâne), on vaporise immédiatement sur la tête à travers les cheveux, à l'aide d'une calotte en flanelle préparée, sans qu'il y ait à redouter le moindre inconvénient.

Pour les névralgies de la face, on opère sur le siége même du mal ; mais il convient d'employer des boules métalliques d'une petite dimension, de 8 à 10 lignes de diamètre, et qui s'insinuent plus aisément dans les diverses anfractuosités du visage.

On fait les applications autour des articulations

qui sont affectées ; soit de douleurs , soit d'engorgemens ou de roideur dans les mouvemens.

On vaporise et on frictionne toute l'étendue des
parois de la poitrine et du ventre dans les désordres
de la respiration , les palpitations nerveuses du
cœur , la pleurodynie , la goutte diaphragmatique ,
les gastralgies , les entéralgies , etc. (Voyez *le Traitement spécial des viscéralgies.*)

L'emploi de la Méthode curative externe exclut
sans restriction toute médication interne qui serait
plus préjudiciable qu'utile ; seulement on aura soin
de tenir le ventre libre à l'aide de lavemens ou de
purgatifs doux , parmi lesquels nous recommandons
le suivant , dont on ne saurait abuser : une cuillerée
à bouche de magnésie calcinée , deux fois par jour
dans un verre d'eau sucrée ou dans une tasse de
lait , pendant toute la durée du traitement.

Assez généralement nous administrons , comme
moyen auxiliaire de la médication externe, une *Poudre anti-viscéralgique* que nous avons formulée pour
remplacer les purgatifs ordinaires sans en avoir les
inconvéniens. Il importait d'ailleurs que ce remède
ne contrariât aucunement les effets de la médication
externe , et qu'il remplît certaines indications particulières. Ainsi la *Poudre anti-viscéralgique* que
nous faisons composer spécialement pour nos malades , a non seulement pour effet de déterminer
l'évacuation des matières excrémentielles qui em-

barrassent les voies digestives, mais de calmer l'irritation nerveuse, sans diminuer la tonicité fibrillaire des intestins, et d'entretenir le mouvement péristaltique, qui est propre à ces organes dans l'état de santé. En même temps ce remède favorise l'expulsion des vents qui, chez un grand nombre d'individus, distendent d'une manière fâcheuse et fort incommode tout le tube nutritif, et il s'oppose, par les effets qu'il détermine sur les tissus organiques, à la formation de nouveaux gaz (1).

L'usage des tisanes est absolument inutile.

On entretiendra la chaleur de la peau en portant habituellement des vêtemens de flanelle et en se couvrant suffisamment, surtout pendant le sommeil, en évitant toutefois de surcharger le corps de vêtemens trop pesans.

Il est très important de se soustraire aux variations subites de la température. Il faut particulièrement avoir soin d'entretenir les pieds secs et chauds: les chaussures étroites compriment et refoulent le sang, elles s'opposent au développement de la chaleur ; il en est de même des vêtemens trop serrés.

L'alimentation doit être fortifiante sans être exci-

(1) La *Poudre anti-viscéralgique* ne se délivre que sur la prescription *magistrale* du docteur Comet qui, seul, est à même de juger des circonstances où l'emploi de ce remède peut utilement venir en aide à la médication externe.

tante. (Voir *le régime prescrit dans le traitement des viscéralgies.*)

Le repos n'est indispensable que lorsque le mouvement exaspère les douleurs ; lorsque l'exercice peut être supporté, il sera très favorable d'en prendre pendant le traitement ; le meilleur est celui que l'on fait en se livrant à ses occupations habituelles, sans outrepasser la mesure de ses forces.

Les bains ne doivent être pris que pour entretenir la propreté du corps, à une température un peu élevée, et pendant quinze à vingt minutes au plus. Il faut s'en abstenir entièrement dans les accès de goutte, de rhumatisme et les douleurs nerveuses aiguës. En sortant de l'eau il faut sécher immédiatement la peau avec des linges bien chauffés, et pratiquer des frictions sèches et le massage sur toutes les parties du corps en se garnissant les mains avec des mitons en flanelle préparée.

Si l'on remarque bien tous les effets de la vaporisation et des frictions sèches et balsamiques, on doit être frappé de l'utilité de posséder chez soi, à tout événement, un *appareil dolorifuge*, dont l'emploi peut en quelque sorte devenir journalier dans une famille nombreuse. Non seulement on pourra combattre beaucoup de douleurs qu'on se résignerait à supporter, faute d'avoir à sa portée un moyen d'une action prompte et d'une application facile, mais l'on sera à même de remédier à un grand nombre d'incommodités passagères que l'on néglige ordinairement et qui deviennent souvent la cause occasionnelle d'accidens ou même de maladies graves (1).

La *Méthode curative externe* est, pour la guérison des douleurs, d'une efficacité pour ainsi dire palpable; mais elle est encore appelée à jouer un rôle d'une haute importance dans le traitement d'un grand nombre de maladies autres que les affections rhumatismales et goutteuses qui dépendent, comme nous venons de le dire, d'un trouble de là circulation des fluides blancs. Combien de prétendues gastrites, d'irritations intestinales et pulmonaires, d'engorgemens viscéraux, de lésions organiques ou ner-

---

(1) On compose des *appareils dolorifuges* renfermant tout ce qui est indispensable *pour un traitement ordinaire*, et dont le prix est de vingt-cinq francs; mais ils ne peuvent être délivrés que sur ordonnance signée. C'est pourquoi il est nécessaire de s'adresser directement au docteur Comet, rue des Petits-Pères, n° 3, à Paris, en lui donnant des détails précis sur les accidens que l'on veut combattre. S'il reconnaît que l'emploi de la *médication externe* peut être utile, il transmet à son pharmacien la prescription convenable et l'avis d'expédier l'appareil. Il faut ajouter à l'envoi des fonds une somme, *ad libitum*, pour les honoraires du médecin.

3

veuses du cœur et de désordres de la respiration ,
ont déjà cédé à l'emploi de nos agens thérapeutiques
modifiés selon les circonstances ! C'est que ces maladies n'ont, le plus souvent, d'autre cause que
celle qui détermine, d'une manière plus visible ,
les affections rhumatismales, goutteuses, les engorgemens glanduleux et articulaires , le carreau chez
les enfans, le rachitisme scrofuleux, les tumeurs
blanches , les arrêts de développement chez les jeunes sujets, et la plupart de ces lésions obscures
dites chroniques et organiques (*viscéralgies*) , telles
que la prostration (*languor virium*), l'hypochondrie,
et l'impuissance musculaire , généralement confondue avec la paralysie. Qui pourra, d'ailleurs , révo-
quer en doute tout le succès que l'on a droit d'attendre d'un modificateur aussi puissant de la circulation capillaire, dans les traitemens qui ont pour
but d'opérer une révulsion prompte et soutenue ?
L'action de la vaporisation, en particulier, peut être
variée, graduée et répétée à volonté avec la plus
grande précision , depuis l'effet émollient et sédatif
jusqu'à l'adustion, en passant, au besoin, par tous
les degrés de chaleur douce, rubéfaction, vésication
et cautérisation *médiates ;* avantages qu'on n'obtient
qu'imparfaitement par l'usage incommode des fo-
mentations , des frictions, des ventouses , des sina-
pismes, des vésicatoires et du moxa. Ces moyens
n'ont encore qu'un effet spécial et qui ne peut être

combiné à une action médicamenteuse comme la vaporisation. On ne s'étonnera donc pas des immenses avantages que l'on a droit d'attendre de notre médication externe, puisqu'elle est d'une application aussi rationnelle que simple et facile, et que l'expérience en a sanctionné la puissance. (*Voir ci-après nos considérations sur les viscéralgies.*)

Après avoir fait connaître sommairement les avantages que l'on peut retirer de notre Méthode curative externe, appliquée au traitement des maladies en général, qui résultent d'un trouble de la circulation lymphatique ou nerveuse, nous croyons devoir répondre publiquement et avec franchise à quelques questions qui nous ont été souvent adressées.

Demande. Lorsque, par l'emploi de la Méthode curative externe, les accidens contre lesquels on l'a dirigée se sont dissipés, la guérison est-elle *radi cale*, et peut-on être assuré que l'on ne sera plus sujet à la même affection?

Réponse. Le traitement est *curatif* et non préservatif. Comme toute médication, il a pour but de guérir ou de soulager les malades; son mérite est de procurer ce résultat promptement et sûrement, dans la grande majorité des cas. Mais comme les affections contre lesquelles on l'emploie résultent d'une disposition particulière des sujets, et que ces affections se manifestent sous des influences et dans des conditions qui peuvent se renouveler, il est impossible d'exiger qu'un agent thérapeutique ait la propriété de soustraire à ces causes spéciales. Tel individu est prédisposé aux maladies catarrhales, aux rhumes, aux congestions sanguines qui menacent souvent son existence; par un traitement approprié, on écarte les accidens qui troublaient les fonctions des organes, le malade guérit enfin ; mais on ne le garantit pas pour l'avenir contre le retour d'affections semblables. Combien de gens sont atteints et *guéris chaque année* de maux de gorge graves, de fluxions de poitrine, d'érysipèles et autres affections qui résultent d'une disposition particulière. La chirurgie elle-même n'extirpe pas toujours radicalement les maux dont elle opère la guérison ; les cancers ne repullulent-ils pas malgré l'ablation complète d'un organe qui en était le siége ; la pierre ne se reforme-t-elle pas dans une vessie bien nettoyée, sous l'empire de certaines influences physiques, chimiques et organiques? Détruire les maux existans, telle est la tâche du médecin : s'il la remplit sa mission est accomplie. Nous le répétons, notre Méthode est puissamment *curative* et non préservative, si ce n'est, lorsqu'on la met en usage dès l'apparition des phénomènes précurseurs des lésions qu'elle est appelée à combattre et dont elle entrave le développement.

Demande. N'est-il pas à craindre que, par l'application de la vaporisation, on ne répercute le mal sur un organe plus important que celui qui peut en être le siége?

Réponse. On pourrait satisfaire à cette question par ce seul mot : *au contraire*. L'action de la vaporisation est double dans ses avantages. Par sa propriété médicamenteuse, elle neutralise la cause principale du mal : par l'excitation qu'elle détermine à la surface de la peau, elle y appelle l'irritation interne, l'y fixe en quelque sorte jusqu'à ce qu'elle soit entièrement détruite. La vaporisation est le plus puissant révulsif ; elle réunit toutes les conditions que l'on a toujours recherchées dans l'emploi des agens thérapeutiques de cette nature : il n'y a aucun praticien de bonne foi qui puisse lui contester cette vertu.

Demande. La vaporisation a-t-elle une action autre que celle d'un bain de vapeur local?

Réponse. Très certainement ; dans le bain de vapeur ordinaire, la vapeur est seulement mise en contact avec la peau qui recouvre la région sur laquelle on la dirige : la vapeur se dépose à la surface de la peau sans la pénétrer. L'effet de la vaporisation est bien différent : la boule métallique chaude en développant la vapeur médicamenteuse, la comprime dans la trame de la flanelle, la refoule vers la peau, dont les pores se trouvent épanouis, dilatés, par les frictions répétées, et il s'opère dans la profondeur des tissus une injection forcée par l'expansion de la vapeur qui n'a lieu et ne peut avoir lieu que du côté de la peau qui n'offre aucune résistance. Cette distinction est de la plus haute importance pour apprécier la puissance de la vaporisation , qui ne peut aucunement être comparée au bain de vapeur ordinaire ni même à l'action limitée des douches de vapeur.

DEMANDE. Le remède est-il applicable dans tous les cas de goutte, de rhumatisme ou de névralgie , soit que les accès se manifestent à l'état aigu ou à l'état chronique?

RÉPONSE. Oui, en observant les modifications indiquées dans les procédés d'application que nous avons distingués en *actif*, *passif* et *mixte*. En effet, quelle que soit la nature des accidens, la cause étant identique, le remède doit être le même. Cependant on conçoit la nécessité de s'abstenir de déterminer la vaporisation à l'aide d'une chaleur trop forte, dans les affections aiguës, à raison de la plus grande sensibilité de la peau, puisqu'on l'exalterait encore; mais il ne s'en suit pas que l'action médicamenteuse doive être différente pour modifier la cause des phénomènes morbides.

DEMANDE. La médication est-elle plus efficace pour combattre les affections chroniques que les affections aiguës?

RÉPONSE. Elle est *plus promptement* efficace dans les affections chroniques, parce que la peau qui recouvre les parties malades n'est pas alors dans des conditions défavorables à l'introduction de l'agent médicamenteux, comme dans les affections aiguës. Cependant, par son emploi, l'amendement des accidens dans leur période d'acuité, est obtenu deux fois plus tôt que par les moyens employés jusqu'à ce jour.

Demande. Deux personnes éprouvant des accidens semblables guériront-elles également bien par l'emploi de la Méthode curative externe?

Réponse. Si notre médication était dans tous les cas infaillible, il ne serait pas besoin d'établir les raisons qui justifient de son efficacité. Nous nous estimons très heureux d'avoir trouvé un moyen qui guérit ou soulage dans le plus grand nombre des cas, même de ceux qui ont résisté aux traitemens le plus sagement et le plus habilement dirigés ; mais nous ne promettons rien de plus. D'ailleurs la sensibilité animale n'est pas toujours mise en jeu ou modifiée de la même manière par les mêmes moyens. Il est généralement reconnu que l'opium fait dormir ; cependant sur quelques sujets il produit un effet contraire. Le quinquina arrête très bien les accès de fièvre; quelquefois sa vertu est impuissante : ces remèdes n'en sont pas moins considérés comme spécifiques, parce qu'ils sont très efficaces *dans le plus grand nombre des cas.* Il en est de même de la Méthode curative externe que nous indiquons.

DEMANDE. Si les affections nerveuses, rhumatismales, et surtout *goutteuses*, ont simplement pour
cause un défaut de circulation des fluides blancs, et
ne dépendent pas d'un *virus morbifique* ou d'une
humeur peccante contenus dans le sang, comment se
fait-il qu'elles se transmettent des parens aux enfans, comme cela a été très fréquemment observé?

RÉPONSE. Il serait bien plus extraordinaire que
ces affections fussent héréditaires, si elles étaient
dues à l'action d'une cause spécifique dont l'existence
ne s'était le plus souvent aucunement manifestée à
l'époque de la génération des enfans : tandis qu'il
est fort aisé d'expliquer la prédisposition dans laquelle se trouvent les enfans nés de parens gout-
teux, d'être affectés de la goutte, etc., si l'on admet
que le trouble de la circulation dans les vaisseaux
lymphatiques résulte d'une disposition d'organisation dans les parties qui sont ordinairement le siége
des affections rhumatismales, goutteuses et nerveuses. La transmission des formes organiques est
réelle, souvent même appréciable à la vue, tandis que
celle d'un principe morbide *latent* est inadmissible
et insoutenable pour quiconque possède quelques
connaissances des phénomènes vitaux.

DEMANDE. Peut-on employer la médication externe
en toutes saisons, sans inconvéniens, et avec les
mêmes avantages ?

RÉPONSE. C'est un préjugé généralement répandu

que cette croyance dans laquelle sont tous les malades, que les applications doivent être suspendues pendant la mauvaise saison. La seule mauvaise saison est celle où l'on souffre ; cependant beaucoup de personnes se résignent à supporter leurs maux en attendant ce qu'elles appellent l'époque la plus favorable au traitement, et elles se mettent par leur faute dans des conditions plus défavorables au succès, en laissant aggraver les accidens qui, par leur permanence, altèrent la sensibilité des tissus.

DEMANDE. Comment peut-on apprécier les effets de la médication externe et son utilité pendant le cours d'un traitement ?

RÉPONSE. Voici comment il convient d'apprécier et de calculer les effets que l'on doit obtenir par l'emploi de notre Méthode :

Son usage ne pouvant jamais être nuisible (nous disons JAMAIS, et nous défions qu'on nous oppose une seule exception), elle peut être d'abord pratiquée de manière à produire un effet qui serve de point de départ. Si après cinq ou six applications au plus, mais convenablement faites, il ne s'est point manifesté une modification favorable, notable, il y a lieu de craindre l'existence d'une altération de tissus, toujours au dessus des ressources de l'art. Cependant il serait bon alors de suspendre le traitement pendant quelque temps, et de le reprendre ensuite pour faire un nouvel essai qui pourrait être favorisé par des circonstances différentes de celles où l'on se trouvait d'abord ; ces circonstances ayant pu être défavorables en raison de l'état de l'atmosphère, de la disposition particulière du sujet, de l'inhabitude ou du peu de zèle et d'intelligence des personnes préposées à soigner le malade. Enfin nous-même nous nous sommes plusieurs fois fort bien trouvé d'avoir suspendu un traitement pour le reprendre après quelques jours ou quelques semaines écoulés.

Mais lorsqu'on obtient de prime-abord un avantage marqué, il ne faut pas interrompre un seul jour le traitement ; il faut, au contraire, persévérer dans son emploi pour accroître la modification déjà acquise. On n'atténue pas une lésion vitale d'un seul coup ; c'est par une succession d'effets sur-ajoutés les uns aux autres et multipliés, que l'on arrive au but. Ne pas reculer, c'est avancer : la résistance morbide peut être forte ; la persistance thérapeutique doit lui être proportionnée, si l'on veut agir rationnellement et selon les lois rigoureuses de la physiologie.

DES

VISCÉRALGIES

CHEZ LES DEUX SEXES;

AFFECTIONS NERVEUSES DES VISCÈRES,

CONFONDUES AVEC LES

PHLEGMASIES CHRONIQUES

ET LES

MALADIES ORGANIQUES.

AVERTISSEMENT.

Nos recherches sur les *viscéralgies* sont fort étendues et feraient la matière d'un très gros volume. Cependant nous avons cru devoir nous restreindre, pour le moment, à publier des *généralités physiologiques et pratiques*, qui ne sont que les prolégomènes d'un traité complet, auquel nous ne sommes point en mesure de mettre la dernière main : et comme il eût été trop long de décrire séparément les lésions nerveuses qui peuvent être avantageusement traitées par la *Méthode curative externe*, nous nous sommes borné à indiquer d'une manière générale, dans les considérations qui vont suivre, les causes, les symptômes et le traitement des VISCÉRALGIES. Nous croyons donc utile de présenter ici, sous des titres génériques, un tableau synoptique des principales affections contre lesquelles la médication externe est éminemment efficace.

VISCÉRALGIES ABDOMINALES.

GASTRALGIE, ENTÉRALGIE, HYSTÉRIE, CYSTALGIE, etc.: Douleurs, Crampes, Spasmes, etc., de l'estomac, des intestins, de l'utérus, de la vessie, etc.

HYPOCHONDRIE : Trouble nerveux des appareils digestif, nutritif, générateur, etc., avec réaction cérébrale; Névroses.

VISCÉRALGIES THORACIQUES.

ASTHME, PALPITATIONS, etc. : Désordres nerveux des appareils respiratoire et de la circulation sanguine; Sternalgie, Goutte diaphragmatique, Angine de poitrine, etc.

VISCÉRALGIES ENCÉPHALIQUES et SPINALES.

CÉPHALALGIE, RACHIALGIE, PARALYSIE: Lésions nerveuses des organes cérébraux et de la moelle épinière ; Névralgies ; Douleurs fixes ou vagues ; Rhumatisme nerveux ; Sciatique ; Impuissance musculaire ; Tremblement nerveux.

AVANT-PROPOS.

Il faut avoir longuement et minutieusement observé les nombreuses formes que les maladies nerveuses revêtent, pour oser s'écarter des idées généralement admises aujourd'hui ; et, laissant de côté les explications systématiques plutôt que de s'arrêter à les détruire, signaler aux praticiens, véritables amis de l'humanité, les erreurs funestes dans lesquelles font tomber des théories qui ne sont point fondées sur l'expérience, et qui ne doivent le crédit dont elles jouissent qu'à la hardiesse que d'habiles novateurs ont mise à les exposer et à les défendre.

Dans une longue suite de troubles et d'événemens politiques, particulièrement depuis 1789 jusqu'à nos jours, que d'afflictions morales ont mis en action les organes de la sensibilité, perverti leurs fonctions, et profondément modifié la constitution physique de l'homme ! Sans cesse sous l'influence de causes perturbatrices, il est devenu impressionnable à l'excès, et son organisation, altérée par des secousses continuelles, a été en proie à une foule de maladies jusqu'alors inconnues, dont les germes ont été transmis de génération en génération.

L'état constant d'agitation sociale ne peut que

favoriser le développement des maux qui résultent de l'irrégularité des fonctions des centres sensibles; et cependant c'est au moment où les affections nerveuses se multiplient sous toutes les formes, comme les causes qui les produisent, qu'un médecin auquel, on ne peut le dissimuler, on doit une révolution heureuse, sous certains rapports, dans la pratique de l'art de guérir, est venu les exclure du tableau des maladies. Fort de l'enthousiasme qu'il excitait parmi les élèves nombreux que la nouveauté de son mode d'enseignement attirait autour de lui, il voulut tout soumettre à la doctrine qu'il émettait; mais, ne pouvant y faire entrer une classe de maux dont les causes fugitives lui échappaient comme le principe dont ils émanent (l'action nerveuse), il s'est trouvé dans la nécessité de nier leur existence, et de les décrire hardiment comme dépendant de lésions matérielles, alors même que les investigations les plus minutieuses, pendant et après la vie, ne pouvaient lui en faire découvrir les moindres traces, non plus qu'aux observateurs les plus attentifs et les mieux expérimentés dans ces sortes de recherches.

Qui le croirait, ceux mêmes que cet habile novateur avait instruits à ne jamais se laisser imposer que par des faits; ceux auxquels il avait appris à ne croire que ce qui était évident, et, pour ainsi dire, palpable dans les causes des maladies, se contentèrent, dans une circonstance si importante, de la parole du maître ; et, devenus praticiens à leur tour, ils répandirent aveuglément une impitoyable doctrine.

Toujours à la poursuite des inflammations *latentes*, le traitement le plus erroné des maladies nerveuses les aggrava chez les pauvres patiens qui n'y succombaient pas. L'avenir le plus sombre était d'abord présenté en perspective à ceux que l'impuissance de la *médecine physiologique* rendait indociles : des maladies organiques devaient remplacer bientôt les phlegmasies chroniques ; et si l'effroi qu'ils cherchaient à faire naître ne pouvait vaincre les répugnances que la nature révoltée inspirait à leurs malades, les médecins de la nouvelle école les abandonnaient, en prononçant la condamnation à mort de tous ceux qu'une heureuse irrésolution avait protégés contre leur délire inflammatoire.

Ce n'est pas que nous voulions nous jeter dans un excès opposé à celui que nous reprochons à M. Broussais, en niant que les nerfs puissent être atteints d'inflammation. Il existe certainement des *névrites* ; et, bien qu'elle soit rare, l'inflammation des nerfs et des principaux centres nerveux, de la moelle épinière et du cerveau, est maintenant reconnue à des signes caractéristiques. Au contraire, les *névroses*, affections des nerfs sans cause appréciable, pouvant résulter de l'excessive susceptibilité du système nerveux, de son atonie, ou de l'accumulation du fluide nerveux dans les tissus organiques, sont extrêmement nombreuses, mal connues, et leur traitement, par conséquent, négligé ou abandonné au hasard. Par exemple, combien de médecins, rebutés par l'insuccès qu'une théorie vicieuse prolongeait entre leurs mains, n'ont pas craint de chercher à consoler leurs malades par cette dérisoire apostrophe : « *Prenez courage, le temps fera le reste ; c'est une maladie qui doit s'user...* » Et le patient ?

Notre but n'est pas de combattre les fausses doctrines autrement que par des faits. C'est en prouvant que des guérisons ont été obtenues, dans un grand nombre de cas déclarés désespérés, par des moyens que la saine raison et l'observation indiquent, que nous voulons établir, non pas seulement une théorie, mais le *traitement curatif* d'une multitude d'accidens attribués à des causes qui n'existent que dans l'imagination de certains praticiens. Néanmoins nous n'avons pas la prétention de guérir *toutes les maladies réputées incurables ;* mais nous soutenons, fort de nos succès dans de telles circonstances, que ces condamnations désespérantes ne sont généralement fondées que sur l'impuissance des moyens que l'on oppose aveuglément à des maux méconnus.

Heureux d'avoir fécondé les vues utiles de plusieurs de nos confrères, nous leur rendons la justice qui leur est due : nous ne nous présentons pas comme un réformateur ; notre principal mérite est d'avoir mis à profit toutes les lumières que nous avons pu acquérir, soit par notre observation personnelle, soit par les travaux de nos devanciers ou de nos contemporains. Ce n'est point une œuvre d'imagination que depuis bien des années nous cherchons à produire, c'est une œuvre de pratique sanctionnée par l'expérience.

Par *viscéralgie* (quelle que soit l'étymologie rigoureuse de ce mot, que nous avons composé pour présenter à l'esprit une idée fondamentale des affec tions que nous avons dessein de décrire), nous voulons exprimer l'état maladif d'un viscère ou d'un organe concourant à la formation d'un appareil fonctionnaire de la vie de relation ou de la vie organique, sans inflammation ni lésion de structure.

L'affection d'un viscère ou d'un organe, comme nous venons de la définir, peut n'être indiquée que par le trouble de sa fonction ou de celle de l'appareil dont il fait partie. Ce sera une simple lésion de la *sensibilité organique*, lorsqu'il y aura absence de la douleur ; s'il y a en même temps lésion de la sensibilité organique et de la *sensibilité animale*, il y aura non seulement trouble des fonctions, mais douleur percue. (*Voir les considérations générales.*)

Nous réunissons donc, sous le titre générique de *viscéralgies*, toutes les névroses , avec ou sans dou-

leur, des viscères proprement dits et de tous les organes destinés dans l'économie à l'accomplissement
d'une fonction. Il n'est pas impossible de trouver à
redire sur l'emploi que nous faisons du titre collec-
tif que nous avons adopté ; mais ce n'est pas dans le
mot que gît la question : que l'expression soit parfaite ou insuffisante, peu importe, si elle peint bien
notre idée et si elle rend complètement clair le sens
que nous y attachons.

VISCÉRALGIES

CHEZ LES DEUX SEXES.

CONSIDÉRATIONS GÉNÉRALES PHYSIOLOGIQUES ET PRATIQUES.

Après une étude assidue et expérimentale de toutes les nuances des maladies nerveuses , nous pouvons affirmer que nous sommes parvenu à obtenir pour leur guérison le même degré de certitude que celui qui caractérise le traitement des maladies aiguës les plus simples , et qui montre aux plus incrédules toute la puissance de la médecine.

L'une des plus grandes difficultés que nous avons eue à vaincre a été de résoudre une question fondamentale , relativement à l'existence de certaines maladies nerveuses *latentes* (1) , question qui , jusqu'à présent , était restée insoluble et semblait devoir se soustraire encore long-temps à tous les efforts du raisonnement et de l'observation. « Y a-t-il des

(1) On donne ce nom, en médecine, aux maladies dont les symptômes sont obscurs et pour ainsi dire cachés.

« maladies imaginaires, et ceux qu'on en suppose
» atteints méritent-ils le dédain avec lequel on
» accueille l'expression des tourmens qu'ils endu-
» rent ? »

Les médecins ont toujours regardé l'hypocondrie *essentielle*, c'est à dire celle qui n'est accompagnée d'aucune lésion matérielle appréciable, comme une maladie fictive qui n'a son siége dans aucun appareil viscéral, spécial, et qui résulte seulement de ce qu'ils appellent une aberration intellectuelle, dont la permanence détermine sympathiquement un trouble des fonctions de certains organes, qui ne s'altèrent que consécutivement par la persistance de la dépravation de l'action cérébrale (1). En conséquence de cette opinion, qui n'était basée que sur l'effet apparent, ils ont abandonné le soin des organes pour ne s'occuper que de l'esprit, ou, comme on dit, du moral des malades, sur lequel leurs efforts sont aussi impuissans que la cause qu'ils poursuivent est insaisissable. D'ailleurs, combien peu d'hommes sont aptes à dominer intellectuellement

(1) Il est facile de voir que nous ne nous servons pas de la dénomination hypocondrie, dans l'acception propre au langage médical, et que nous n'avons l'intention ici que de caractériser l'état des malades dits imaginaires, qui, constamment préoccupés de leur santé troublée, cherchent sans cesse des secours contre des souffrances réelles auxquelles on ne veut pas croire.

l'intelligence d'un autre homme ! C'est pourquoi il a fallu toujours compter autant d'insuccès que de traitemens, à moins que, par hasard, une modification bienfaisante n'ait été apportée dans la sensibilité des organes souffrans, soit par une perturbation morale vive, dirigée empiriquement vers les centres nerveux, soit par une médication de même nature, employée instinctivement sans en mesurer les effets. Mais de tels succès étant obtenus fort rarement et ne pouvant être expliqués, n'ont pu servir à mettre en évidence les causes de l'hypocondrie; au contraire, ils ont contribué à obscurcir son étiologie, parce que les praticiens qui les avaient sollicités, ne pouvant s'en rendre compte, il était naturel qu'ils les attribuassent plutôt à un effort salutaire de la nature qu'aux soins qu'ils avaient administrés sans raison. Et ce n'est pas en partant d'une erreur que l'on peut parvenir à une réalité; car c'est l'énonciation contraire à la définition que nous avons rapportée ci-dessus de l'hypocondrie (1), qui est l'expression de la vérité : *Par suite du trouble de* L'INNERVATION *(2) dans le tissu des organes, il y a réaction sur le centre sensible percevant, et altération des fonctions de l'intellect qui constituent un état maladif que l'on peut désigner par la dénomination de* VISCÉRALGIE *hypocondriaque.* Nous prouvons l'exacti-

(1) *Voir* la note précédente.
(2) L'action nerveuse.

tude de cette définition par le succès dont sont constamment suivis les traitemens dont elle prescrit l'emploi, d'après les règles de l'art, qui obligent à combattre les causes et non pas les effets sympathiques des maladies.

Mais comment pouvait-on induire, de ce que les sujets atteints d'hypocondrie, ou, pour mieux dire, de viscéralgie hypocondriaque, accusent des souffrances dont les causes paraissent inappréciables, il pût s'ensuivre rigoureusement qu'aucune lésion matérielle ne devait les occasionner?

En admettant la perversion de la sensibilité, on ne pouvait pas exiger que l'expression de la sensation fût fidèle. Quand le cerveau perçoit mal les impressions, il juge mal; cela est dans l'ordre : c'est au médecin à rectifier l'erreur et à trouver la cause du désordre apparent, par l'examen minutieux et raisonné des symptômes qui se manifestent. C'est ainsi qu'il est obligé de procéder pour l'appréciation des causes des maladies dont sont atteints les enfans, et tous les individus qui se trouvent, naturellement ou accidentellement, dans un état de collapsus cérébral qui ne leur permet pas de percevoir, et de rendre fidèlement, les impressions qu'ils ressentent. Par exemple, il n'est pas permis à un médecin de méconnaître une gangrène du poumon à la suite d'une pneumonie foudroyante, parce que le malade déclarera, comme cela arrive fréquemment, qu'il éprouve un bien-être qui lui fait croire à la disparition subite de la maladie qui le tue.

Avec de l'attention, du tact et une perspicacité que l'habitude d'interroger les hypocondriaques procure, il devient, sinon facile, du moins possible d'apprécier les causes des maux qu'ils éprouvent; et alors le traitement efficace n'est pas ce qui embarrassera le praticien exercé, car il est indiqué par les règles ordinaires de l'art. Mais voici un moyen des plus importans, et qui n'a point encore été signalé, pour acquérir la connaissance du système nerveux particulièrement affecté. Si la lésion de la sensibilité occasionne un état maladif auquel il ne se joint aucun signe d'altération ou de perturbation des fonctions du cerveau, c'est que l'organe souffrant n'est soumis qu'à l'influence du centre nerveux viscéral (grand sympathique). Si le cerveau réagit au contraire, c'est que l'organe est sous l'influence des deux centres nerveux de la vie viscérale et de la vie extérieure (1). Cette méthode d'appréciation est la même à suivre pour arriver à la connaissance de toutes les affections nerveuses; nous nous sommes empressé de la signaler, pour qu'il soit bien établi que nous ne nous vantons pas d'avoir un mérite que

(1) *Voir* plus loin l'exposition des rapports de ces centres nerveux avec les divers appareils viscéraux, et la méthode d'exploration et d'interrogation à mettre en usage pour porter un diagnostic certain sur les maladies nerveuses latentes.

nous voudrions seul posséder. Rien de plus simple,
dira-t-on peut-être. Oui, car il ne s'agit que de ne
pas prendre l'effet pour la cause ; et pour sortir de
l'ornière si profondément tracée, il ne nous a fallu
d'autre guide que l'observation.

Mais l'art d'observer et de traiter les maladies en
général, et plus spécialement les affections nerveuses, n'est intelligible que pour ceux qui ont étudié
avec soin l'organisation humaine et les phénomènes
de la vie ; voilà pourquoi il y a tant de médecins et
si peu d'habiles praticiens. C'est surtout pour l'appréciation des troubles nerveux des appareils viscéraux, qu'il faut être guidé par les connaissances les
plus précises en anatomie et en physiologie. Les
accidens multiformes et fugitifs qui se manifestent
incessamment, ne pourront être expliqués que par
ceux qui connaîtront parfaitement l'organisation, la
sensibilité propre et le jeu de ces appareils. Nous
allons résumer succinctement ce qu'il est le plus
essentiel de connaître sous ce rapport, ainsi que
déjà nous l'avons professé publiquement dans notre
cours d'anatomie physiologique à l'école philoso-
phique, en 1833.

Les efforts des plus habiles physiologistes ont
échoué devant la difficulté de définir la vie, parce
qu'ils ont voulu donner l'explication d'un phénomène dont le principe est inconnu. Pour nous, *vivre*,
c'est *sentir* ; non pas seulement par l'opération in-

tellectuelle, ce qui, dans ce sens, ne serait que l'exercice d'une fonction plus ou moins développée chez les êtres animés, mais *sentir organiquement*.

Le siége de la vie est donc essentiellement dans les centres sensibles ou nerveux.

Il y a deux centres nerveux bien distincts anatomiquement et physiologiquement : celui de la vie extérieure, de relation, ou cérébrale, et celui de la vie intérieure, organique ou viscérale.

Aucune fonction ne peut s'exercer si les organes qui en constituent l'appareil sont privés de la sensibilité qui leur est propre et qui émane de l'un des deux centres nerveux, ou de l'un et de l'autre conjointement (1).

En parlant de *deux vies* qui président conjointement ou séparément à l'accomplissement des actes qui constituent l'existence, nous exprimons une vérité physiologique incontestable.

La vie extérieure, de relation ou cérébrale, est

(1) Tous les tissus sont, en outre, pourvus d'une propriété intime et particulière, qui n'est pas la même dans tous, et qui les met dans un rapport convenable avec la matière préparée par les appareils fonctionnaires, sur laquelle ils doivent agir, soit pour l'approprier à leur propre substance, soit pour repousser les élémens qui ne peuvent servir à leur composition ou à leur entretien; c'est cette propriété que l'on a confondue à tort avec la sensibilité organique, car elle n'émane point du centre sensible de la vie intérieure organique ou viscérale (le grand sympathique). *Voyez* plus loin.

celle qui nous met en rapport avec tout ce qui nous entoure. Elle tire sa source d'un centre nerveux complexe, le cerveau, le cervelet, la moelle épinière et les nerfs qui en dépendent. Ses actes sont incessamment soumis à l'influence de la volonté, faculté intellectuelle qu'il est au pouvoir de tout être animé de mettre en jeu comme bon lui semble.

La vie intérieure, organique, ou viscérale, a pour objet la confection des fluides nécessaires à la digestion et à la séparation de la matière alimentaire de celle qui doit être excrétée ; l'absorption des élémens nutritifs et leur circulation ; la sécrétion de ceux qui doivent être éliminés ; enfin la respiration, fonctions dont le but commun est de préparer la matière nutritive destinée à l'entretien de tous les organes dans des conditions indispensables à leur exercice. Elle émane d'un centre nerveux complexe, connu sous la dénomination de système ganglionnaire, de nerf grand sympathique ou tri-splanchnique (1).

(1) Les investigations des anatomistes et des physiologistes modernes ont jeté un grand jour sur les fonctions des nerfs et sur l'influence dont ils jouissent dans la manifestation de la vie. Il n'y a pas long-temps que la plus grande obscurité régnait encore sur les attributs du système nerveux qui joue le plus grand rôle pour l'exercice des fonctions organiques. Nous voulons parler du nerf tri-splanchnique ou grand sympatique. Il n'est donc pas étonnant que le développement

Ce qui distingue plus spécialement les deux vies, c'est que les actes de la vie extérieure, comme nous l'avons déjà dit, sont toujours et sans exception soumis à l'empire de la volonté, tandis que ceux de la vie intérieure ne le sont aucunement, et qu'ils peuvent même se manifester dans quelques circonstances, indépendamment de la vie extérieure qui, par exemple, est suspendue pendant le sommeil; tandis que la vie organique s'exerce dans toute sa

des idées des observateurs ait été entravé par les données fausses qui ont régné jusqu'alors, et que les causes des maladies nerveuses des viscères, et le traitement propre à les combattre, aient été si long-temps méconnus. En 1832, M. Magendie disait dans la dernière édition de son *Précis de Physiologie* : « Les physiologistes de l'époque actuelle » semblent accorder une très grande part, pour la transmis- » sion des *sensations internes*, à ce qu'ils nomment le nerf » grand sympathique; *peut-être ont-ils rencontré juste* ; » mais il est impossible d'admettre cette opinion, elle n'est » fondée sur aucun fait, sur aucune expérience positive. » Il y a huit ans, M. Magendie pouvait s'exprimer ainsi; aujourd'hui il ne le ferait plus : des observations multipliées ont fixé les idées à cet égard. Il n'y a que des praticiens qui ont négligé de suivre les progrès de l'anatomie physiologique auxquels nous parlerons un langage inintelligible, en avançant que tous les phénomènes qui caractérisent la vie intérieure ou organique sont sous l'influence d'un centre nerveux qui répartit à notre insu, et sans la participation de la volonté, la sensibilité nécessaire à tous les viscères pour l'exercice de la vie. Ce centre nerveux est le système ganglionnaire situé plénitude, ainsi que toutes les fonctions nutritives et sécrétives.

Nous allons maintenant tracer brièvement les caractères particuliers des deux vies.

La vie extérieure ou de relation se manifeste en établissant les rapports de l'individu avec tout ce qui l'entoure, par l'intermédiaire des nombreux cordons (les nerfs) qui se répandent dans toutes les parties du corps et communiquent avec le centre percevant ou ses dépendances, et lui transmettent

de chaque côté de la colonne vertébrale et dont les nombreuses ramifications se distribuent exclusivement aux appareils viscéraux, bien qu'il ait des relations avec le cerveau et les nerfs de la vie extérieure, par des anastomoses fréquentes.

L'influence du système nerveux ganglionnaire devait être toute spéciale et bien différente de celle du système nerveux de la vie de relation, puisque son action n'a jamais lieu sur des muscles qui s'attachent aux os, et qu'il entre exclusivement dans la composition des organes intérieurs ou des viscères proprement dits.

Lorsque les systèmes nerveux de la vie de relation et de la vie organique régissent conjointement les fonctions d'un viscère, parce qu'il reçoit des nerfs de l'un et de l'autre système, ce viscère a une double propriété, en ce qu'il participe de l'une et de l'autre vie. Cela étant bien établi et incontestable, il est bien facile de comprendre les effets de certaines lésions de la sensibilité qui échappaient aux explications physiologiques, et l'on voit que les traitemens de ces lésions, qu'un hasard heureux pouvait seul rendre efficaces, doivent maintenant être basés sur des indications rationnelles.

les impressions. Le cerveau les perçoit, les juge et transmet à son tour, au moyen des mêmes nerfs, des ordres aux organes soumis à son influence, pour agir dans tel ou tel but. Rien de plus précis, rien de plus rapide ; la sensation, l'ordre et l'exécution semblent être simultanés. Mais cette action si admirable du centre intelligent n'entre en exercice qu'avec le consentement de la volonté, faculté de ce même centre, et à laquelle sont subordonnés tous ses actes. Par exemple, si un corps vient à se trouver en contact avec quelque partie, et que l'impression en soit jugée fâcheuse, aussitôt le cerveau transmet à certains muscles l'ordre de se contracter et d'éloigner la partie de l'objet malfaisant. Toutefois il faut que la volonté ait permis que l'ordre soit donné et exécuté, malgré la nécessité qu'il le soit ; car si elle s'y oppose, la partie sera détruite au milieu des angoisses de la douleur, avant que les contractions nécessaires pour lui faire fuir le danger se soient opérées. Témoin Mucius Scœvola, cet illustre Romain qui condamna sa main aux flammes, et qui l'y laissa dévorer pour la punir d'avoir mal exécuté les ordres que son cerveau lui avait imposés. Il n'en est pas ainsi quand la volonté ne s'oppose pas à l'action intelligente et conservatrice du centre sensible. On sait avec quelle promptitude les organes agissent pour repousser les agens nuisibles, ou se soustraire aux lésions qu'ils peuvent occasionner.

Les choses se passent tout différemment dans l'exercice de la vie intérieure, organique ou viscérale. Ici, le centre sensible (les ganglions du grand sympathique) a bien des communications avec le centre intelligent, mais il n'est soumis en aucune manière à la volonté ; les impressions qu'il perçoit ne sont point rapportées au cerveau, et rien ne nous donne la conscience de son action. L'expérience seule nous démontre son influence et celle des nerfs qui émanent de lui.

Il suffit de jeter un regard sur les fonctions des organes de la vie intérieure pour reconnaître l'impuissance de la volonté sur leur exercice.

Le cœur se contracte sur le sang qu'il reçoit, et le pousse avec une force immense dans de nombreux canaux qui le répandent dans toutes les parties du corps, sans que ses mouvemens réguliers puissent être augmentés ou ralentis par aucune action volontaire.

Les alimens parvenus dans l'estomac sont soumis à l'action digestive qu'il n'est pas en notre pouvoir d'activer ou de suspendre, non plus que l'absorption, dans les intestins, des parties nutritives élaborées.

Le foie combine à notre insu les matériaux destinés à composer la bile, comme le rein sécrète l'urine.

L'air introduit dans les poumons concourt à revivifier le sang et au développement de la chaleur, sans que nous en ayons la conscience, ni que nous puissions entraver ni modifier volontairement ces admirables opérations physico-chimiques.

Enfin, nous pourrions citer une foule d'autres phénomènes de la vie organique, mais ceux-ci suffisent pour établir la non participation de la volonté sur son exercice.

Il y a quelques appareils, et particulièrement ceux de la respiration et de la digestion, qui sont composés d'organes qui participent de la vie extérieure et de la vie intérieure, parce qu'ils reçoivent simultanément des nerfs du cerveau et du système ganglionnaire. Leurs fonctions s'exercent en conséquence sous l'influence des deux vies, et il fallait que cela fût ainsi ; nous allons le démontrer.

La vie organique, comme nous l'avons dit, préside seule, sans l'intervention des facultés cérébrales, à la revivification du sang par la combinaison, qui s'opère dans les poumons, des élémens constitutifs de l'air avec ce liquide. Mais il était indispensable que l'acte de la respiration et son mécanisme fussent soumis jusqu'à un certain point à la volonté, faculté du centre intelligent chargé d'apprécier les circonstances les plus favorables à l'exercice de la fonction. Sans cette merveilleuse combinaison de l'action cérébrale et de l'action organique, la respiration se serait opérée constamment et aveuglément, sans que les organes qui l'exécutent

eussent jamais pu être garantis contre l'atteinte des
agens nuisibles dont l'air est souvent le véhicule , et
la vie générale eût été compromise à chaque instant.
Au contraire , le cerveau , averti par les sens que des
corps malfaisans sont renfermés dans l'air , et jugeant
que leur introduction dans les voies respiratoires
peut nuire à l'exercice de la fonction , ou même devenir une cause de destruction de l'existence , donne
des ordres aux muscles destinés à mettre en jeu le
mécanisme de la respiration , pour qu'elle soit instantanément suspendue. Accessoirement les organes
de la vie de relation sont activement appelés à porter
secours à l'organe menacé ; la bouche fermée hermétiquement, les narines pincées par les doigts , ne
permettent plus l'introduction de l'air : et si le danger se prolonge pendant un temps plus long que la
respiration ne peut être interrompue sans inconvénient , les muscles de la locomotion se contractent
et transportent le corps dans des lieux où l'atmosphère n'est plus imprégnée de principes délétères.
Si le danger est moins grand , parce que les principes constituans de l'air ne sont pas viciés , mais
parce que celui-ci est seulement chargé de corps
étrangers qui pourraient agir mécaniquement sur
les organes, le centre intelligent n'ordonne que
l'emploi de moyens nécessaires pour remédier à
l'accident; un mouchoir porté devant la bouche et
les fosses nasales permet à l'air , tamisé à travers son

tissu, de servir à la respiration, et cette fonction continue d'être effectuée sans péril.

Mais ce qui prouve que la respiration n'est pas absolument sous l'influence de la vie extérieure, c'est qu'elle s'exécute pleinement pendant le sommeil où l'action cérébrale est entièrement suspendue, et que si, par malheur, alors, des agens nuisibles sont mêlés à l'air ambiant, les accidens les plus graves en sont la suite; le danger n'est plus reconnu, aucune disposition n'est prise pour l'écarter, et la vie est anéantie par l'exercice même de la fonction destinée à l'entretenir. C'est ainsi que tant d'individus ont succombé à des asphixies par la vapeur du charbon ou le dégagement de gaz méphitique, pendant leur sommeil.

Des considérations analogues à celles qui ont déterminé la nécessité de l'influence des deux vies dans l'appareil pulmonaire, justifient la part qu'elles prennent aussi à l'exercice des fonctions digestives. L'estomac n'ayant pas la faculté d'apprécier les qualités bonnes ou mauvaises des alimens, il fallait que la vie extérieure présidât à leur choix au moyen des sens; il est superflu de faire ressortir l'urgence de cette disposition. D'un autre côté, l'estomac n'ayant aucun moyen direct de se procurer les substances propres à la nutrition, avait besoin de la participation du cerveau pour exercer utilement la fonction digestive dont il est chargé. Le centre intelligent, averti de l'opportunité de fournir les matériaux de réparation, par le sentiment de la faim que lui transmet l'estomac, donne des ordres aux organes de la vie de relation pour qu'ils entrent en action, cherchent, choisissent, appréhendent et préparent ceux les mieux appropriés aux besoins de l'individu.

Si le cerveau est trop préoccupé par des travaux soutenus de l'intellect, il est sourd à l'appel de l'estomac; et celui-ci, las de crier en vain, tombe dans le spasme qui dénature l'excitation agréable qu'il éprouvait et la change en douleur, trouble son action normale et le rend incapable de fonctionner.

On sait avec quelle facilité les travaux prolongés de l'esprit font taire le sentiment de la faim, et quelles sont les suites fâcheuses de la répétition de ces infractions aux lois de la nature.

Nous pourrions faire des remarques semblables à l'occasion de l'exercice de certaines autres fonctions moins importantes, mais qu'on ne peut entraver long-temps impunément, particulièrement l'excrétion des urines et des matières fécales, presque entièrement soumise à l'influence de la volonté.

Nous ne pouvons résister au désir de reproduire ici, à l'appui de nos vues sur l'action nerveuse interne, la description si pittoresque des propriétés physiologiques des nerfs sympathiques, et qui est due à la plume élégante de feu le professeur baron Richerand. (*Nouv. Élém. de Physiologie*, 2ᵉ édit., Paris, 1833.)

« Les nerfs grands sympathiques doivent être regardés comme le lien destiné à unir plus intimement les organes des fonctions nutritives par l'action desquelles l'homme s'accroît, se développe et répare sans cesse les pertes continuelles qu'entraîne le mouvement vital. Ils forment un système nerveux bien distinct du système des nerfs cérébraux, quoique unis par de nombreuses communications, soit au cerveau, soit à la moelle de l'épine ; et de même que les nerfs cérébraux sont les instrumens des fonctions par lesquelles nous nous mettons en rapport avec les objets du dehors, les grands sympathiques donnent le mouvement et la vie aux organes des fonctions intérieures, assimilatrices ou nutritives. En leur transmettant la puissance nerveuse, les nerfs grands sympathiques les mettent dans des rapports plus intimes, des connexions plus étroites avec la totalité de cette puissance ; *en sorte que de leur affection la plus légère naît un trouble profond bientôt ressenti dans toute l'économie.*

» Le système nerveux des animaux invertébrés, flottant dans les grandes cavités avec les viscères qu'elles renferment, n'est-il pas entièrement réduit aux grands sympathiques ? Il se distribue principalement aux organes de la vie intérieure, dont l'activité semble croître dans ces animaux à proportion de l'affaiblissement des sens extérieurs et de la faculté locomotrice. Si les grands sympathiques existent dans tous les animaux qui ont un système nerveux distinct, ne contiennent-ils point spéciale-ment le principe de cette vie végétative, essentielle à l'existence de tout être organisé, à laquelle appar-tiennent les phénomènes de la digestion, de l'ab-sorption, de la circulation, des sécrétions et de la nutrition? Enfin, n'est-il pas vraisemblable que, chez l'homme, *le système des nerfs grands sympathi-ques joue le plus grand rôle dans la production d'un grand nombre de maladies*, et que c'est à ses nom-breux ganglions que se rapportent les impressions affectives, tandis que le cerveau est exclusivement le siége de l'intelligence et de la pensée?

» On n'hésitera point à résoudre ces questions par l'affirmative, si l'on fait attention à l'origine, à la distribution, à la structure particulière de ces nerfs, à la vive sensibilité dont jouissent leurs rameaux, ainsi qu'aux désordres que leur lésion occasionne. Les ganglions nombreux qui se trouvent répandus le long de leur trajet semblent les partager en autant de petits systèmes particuliers, desquels émanent les nerfs des organes qui en sont le plus rapprochés. Parmi ces renflemens, regardés par plusieurs phy-siologistes comme autant de petits cerveaux dans lesquels se fait l'élaboration *du fluide qu'ils admet-tent dans les nerfs*, aucun n'est plus important que le ganglion semi-lunaire placé derrière les organes qui remplissent l'épigastre, et duquel partent les nerfs qui se répandent dans la plupart des viscères de l'abdomen. C'est dans la région qu'occupe ce ganglion, auquel se réunissent les nerfs grands sympathiques, et qui peut être regardé comme le centre du système formé par leur ensemble, que se rapportent toutes les sensations agréables : on y ressent, dans la tristesse, une constriction que le vulgaire attribue au cœur. C'est de là que, dans les affections tristes de l'âme, semblent partir ces irradiations pénibles qui portent le trouble et le désordre dans l'exercice de toutes les fonctions.

» .   .   .   .

.   .   .   . La douleur que produit l'affection des grands sympathiques est d'une nature toute particulière; elle ne se manifeste pas par une sensation pareille à la sensation que produit la lésion d'un nerf cérébral; elle va plus directement à éteindre l'action vitale. On sait que la pression des testicules, qui reçoivent le sentiment de ces nerfs, brise tout à coup les forces de l'homme le plus robuste. Personne n'ignore que les malades qui meurent d'une hernie étranglée, d'un volvulus ou de toute autre affection de ce genre, périssent au milieu des angoisses les plus cruelles, se sentant le cœur défaillir..... Les coliques intestinales et néphrétiques présentent des douleurs absolument semblables...... J'ai, dans trois occasions, et seulement par le genre de douleurs auxquelles étaient en proie les malades, pronostiqué la pénétration dans des plaies au bas-ventre, et l'événement a trois fois confirmé mon pronostic. Dans toutes ces lésions des grands sympathiques, le pouls est fréquent, vif et serré; une sueur froide mouille le visage, les traits de la figure se décomposent, tous les symptômes sont alarmans et rapidement funestes (1).

» Le système des nerfs grands sympathiques a non seulement pour usage d'établir une connexion plus intime, une liaison plus étroite entre tous les organes qui remplissent des fonctions nutritives, il soustrait encore ces actions importantes à l'empire de la volonté, faculté de l'âme si mobile, et telle-ment variable, que la vie courrait à chaque instant de grands dangers s'il était en notre pouvoir d'ar-rêter ou de suspendre l'exercice des fonctions aux-quelles l'existence est essentiellement liée. Enfin, et ce dernier usage n'est pas le moins important de tous, les organes de la vie intérieure, soustraits à l'empire de la volonté par les nerfs grands sympa-

(1) On a révoqué en doute la sensibilité des nerfs grands sympathiques ; on ne conçoit pas une erreur aussi grossière; c'est pourquoi nous avons cité ces faits à l'appui de notre opinion, qui nous fait considérer le système ganglionnaire comme l'appareil nerveux le plus éminemment impression-nable, à tel point même que des désordres considérables peuvent résulter de l'action de causes dont l'influence est inappréciable.

thiques, sont mis par eux en rapport plus intime et plus nécessaire avec la totalité du cerveau et de la moelle de l'épine; ce qui rend parfaitement raison du trouble profond que portent dans toute l'économie animale les douleurs qui ont leur siége dans les parties qu'animent ces nerfs. »

Il faut déduire de ces vérités physiologiques, sur lesquelles nous avons tant soit peu insisté parce qu'elles offrent un intérêt qu'on ne peut méconnaître, que les organes qui concourent à l'exercice de toutes les fonctions doivent être divisés en trois classes, division fort importante pour parvenir à apprécier d'une manière exacte les affections nerveuses dont ils peuvent être atteints.

Les organes de la première classe sont tous ceux de la vie extérieure ou de relation; ils ne reçoivent des nerfs que du cerveau et de ses dépendances; leur action est en conséquence toujours soumise à l'empire de la volonté. Ce sont les muscles du tronc, des membres et des appareils des sens.

Les organes de la deuxième classe président à l'exercice de la vie viscérale, intérieure ou organique; ils ne reçoivent des nerfs que du système ganglionnaire, nerf grand sympathique ou tri-splanchnique; leur action n'est en aucune manière soumise à l'influence de la volonté. Le cœur, le tissu pulmonaire, le foie, la vésicule biliaire, les intestins grêles, le pancréas, les reins et la rate font partie de cette classe.

Les organes de la troisième classe sont ceux qui participent de la vie extérieure et de la vie intérieure, parce qu'ils reçoivent des nerfs du cerveau et du système ganglionnaire; ils sont dans de certaines limites sous la dépendance de la volonté. Ce sont les voies aériennes, le canal alimentaire, l'estomac, les gros intestins et la vessie.

Il résulte de ces divisions que le diagnostic des maladies nerveuses dont sont atteints les viscères devient plus facile. Les affections des organes de la première classe ne peuvent jamais être méconnues, puisque les impressions morbides sont transmises au cerveau. Au contraire, les affections des organes de la deuxième classe seront presque toujours latentes et sans douleur, puisque le cerveau n'en a pas la conscience et qu'il ne peut même apprécier le trouble de la fonction qu'exercent ces organes.

Mais les organes de la troisième classe ne peuvent être malades sans que le cerveau perçoive cet état, soit par le trouble de la fonction, soit par la transmission de la sensation morbide.

D'après les accidens qui se manifesteront, quelque peu apparens qu'ils soient, le médecin, guidé par les considérations physiologiques que nous avons exposées, sera toujours à même de reconnaître le siége et la nature de la lésion, et de diriger en conséquence un traitement rationnel ; sans attendre le développement des accidens graves pour établir son diagnostic.

DES CAUSES ET DES SYMPTOMES

Communs aux affections nerveuses des viscères.

DES CAUSES DES VISCÉRALGIES.

Les *viscéralgies* ou maladies nerveuses des viscères se manifestent généralement dans la période de seize à soixante ans, plus tôt chez les femmes, plus tard chez les hommes ; mais ces derniers y sont plus prédisposés et en sont plus fréquemment atteints, quoique l'opinion contraire soit assez généralement accréditée. Cette erreur tient à ce que l'on confond ordinairement la susceptibilité nerveuse avec l'état nerveux maladif. Certainement on ne peut nier que la sensibilité ne soit éminemment développée chez la plupart des femmes ; mais si ce sexe est plus facilement impressionnable, les affections nerveuses sont chez lui beaucoup plus fugaces que chez les hommes, et les désordres qu'elles occasionnent chez ces derniers sont plus profonds et plus persistans. Si l'on considère en outre que la suractivité des organes, sollicitée par les excès de tous genres et les passions, est une des causes les plus

actives du développement des maladies nerveuses ,
on concevra que notre observation est exacte, et que
les hommes devront être plus fréquemment atteints
de viscéralgies que les femmes , qui , néanmoins ,
lorsqu'elles arrivent à l'époque de puberté , ou
qu'elles entrent dans la période dite *temps critique*,
sont pour la plupart en proie à des affections nerveuses , d'autant plus redoutables , qu'elles jettent
dans l'économie le germe de maux qui obscurcis-
sent l'existence et la rendent souvent insupportable.

La constitution naturelle ou acquise des sujets
doit être comptée parmi les *causes prédisposantes* des
maladies nerveuses. Par exemple , ceux dont le développement des organes a été entravé dès l'enfance,
ou dont l'éducation physique et morale n'a pas été
convenablement dirigée , se trouvent dans des circonstances plus propices à la manifestation des accidens nerveux. Il en est de même des individus qui,
habituellement privés d'une nourriture suffisamment substantielle, sont dans un état de débilité
générale qui ne permet pas aux organes de réagir
contre les agens excitans.

L'influence du climat peut être rangée, dans certains cas, parmi les *causes occasionnelles* des affections
nerveuses. Les pays où la température est fort élevée,
ainsi que les contrées froides et humides, sont dans
des conditions tout à fait défavorables aux individus
prédisposés aux maladies dans lesquelles le système

nerveux paraît le plus spécialement en jeu. Quoi qu'il en soit, les affections nerveuses se développent peut-être en plus grand nombre, et sous des formes plus variées, dans les régions tempérées, parce que dans ces régions les variations de la température atmosphérique sont plus fréquentes et plus subites, et que les alternatives brusques de chaleur et de froid, jointes à l'humidité qui règne habituellement dans ces contrées, sont des causes essentiellement occasionnelles des lésions de la sensibilité. Toutefois les affections nerveuses sont, toutes choses égales d'ailleurs, beaucoup moins funestes dans les climats tempérés que dans ceux contraires; mais elles sont persistantes et rebelles aux moyens employés pour les combattre.

Certaines habitudes peuvent être aussi considérées comme causes occasionnelles des maladies nerveuses; les plus fâcheuses sont : l'onanisme, les excès vénériens, les travaux habituels et prolongés de l'esprit, la lecture des romans qui font naître des émotions répétées, enfin tout ce qui peut accroître la sensibilité, en la mettant trop fréquemment ou trop activement en exercice : c'est ainsi que la fréquentation habituelle des bals et des spectacles, en privant les organes d'un repos régulier, et en excitant, sans les satisfaire, des désirs voluptueux, engendre le cortége de maux connus sous le nom de vapeurs et de spasmes, auquel les jeunes gens des deux sexes sont en proie dans les plus belles années de leur vie.

Nous ne rangeons pas parmi les causes occasionnelles des affections nerveuses, comme quelques auteurs l'ont indiqué, l'usage habituel des alimens succulens et des boissons stimulantes, telles que le vin, le café, le thé et même les liqueurs alcooliques. Nous avons au contraire déjà signalé la privation d'une alimentation suffisante comme une des principales causes prochaines de ces maladies, et nous opposerions, s'il le fallait, à ceux qui sont d'un avis contraire à celui que nous émettons, la rareté des maladies nerveuses dans les classes inférieures du peuple, et chez tous ceux qui se livrent, même sans ménagement, à des orgies et à des excès de boisson. L'action nerveuse semble anéantie chez les ivrognes, et il est d'observation qu'il n'y a pas de gens moins impressionnables que ceux qui font habituellement leurs délices de la table. Cette remarque n'est pas moins vraie pour les animaux que pour l'espèce humaine.

Au contraire, le régime auquel s'imposent les petits-maîtres et nos femmes à la mode, ainsi que la diète trop rigoureuse dans la convalescence des maladies aiguës ou pendant le cours des affections chroniques ; l'usage des boissons débilitantes, des évacuations sanguines et des purgations intempestives, déterminent l'apparition d'accidens nerveux, d'autant plus rebelles, qu'il n'est pas toujours possible de les combattre directement par les moyens les plus convenables, en considération des lésions qui les accompagnent, et dont le médecin doit tenir compte.

Toutes les causes occasionnelles peuvent, par leur persistance, devenir *causes déterminantes* des affections nerveuses; mais il faut principalement regarder comme telles les violentes commotions imprimées à la sensibilité générale, soit par la rétention ou la suppression d'un flux habituel (les règles, les hémorrhagies périodiques, etc., etc.), soit par l'influence des passions fortes et déréglées, telles que la colère, l'ambition démesurée et souvent déçue, l'orgueil humilié, le désespoir, les chagrins profonds, l'envie, la jalousie, la haine qu'on ne peut assouvir, la vengeance non satisfaite, la peur et surtout celle de la mort, l'amour effréné, l'exaltation religieuse, etc., etc.

Il y a des *causes sympathiques* et *antipathiques* qui dérivent de celles que nous venons d'énumérer. Les premières nous portent particulièrement à convoiter avec ardeur des choses qu'il n'est pas en notre pouvoir de posséder; les secondes excitent en nous l'aversion d'objets qu'il ne dépend pas toujours de nous d'écarter de notre usage et de nos relations habituelles: d'où résultent des impressions fâcheuses sur le système sensible.

L'imitation est un acte sympathique auquel le plus grand nombre des individus sont instinctivement enclins, et qui n'a pas été assez noté parmi les causes déterminantes des affections nerveuses. Cependant il est constant, et l'expérience le prouve chaque jour, que ces maladies sont *contagieuses par imitation.* Il faut avoir une grande puissance de volonté pour pouvoir se soustraire à l'influence fâcheuse qu'exerce sur la sensibilité la contemplation habituelle des maux que les autres endurent, et à la crainte, que tous les hommes sont disposés à éprouver, d'être atteints des mêmes affections qu'ils voient se manifester chez ceux avec lesquels ils sont constamment en contact. Il n'est pas rare de voir des familles dont tous les membres sont successivement en proie à des convulsions (1). C'est ce qui a porté certains auteurs à considérer les maladies nerveuses comme pouvant être, dans certains cas, *héréditaires.* Nous sommes loin de partager cet avis, qui laisserait supposer qu'un vice particulier, inhérent au

(1) Lorry, *de Melancholiâ et morbis melancholis*, en cite un exemple remarquable : une nombreuse famille, le père, la mère et tous les enfans des deux sexes, tombaient simultanément en convulsions par la cause la plus légère, ce que Lorry attribue à l'*imitation*; car il était impossible de croire qu'ils fussent tous soumis à l'action de la cause qui avait déterminé les convulsions chez le premier qui les avait éprouvées.

système nerveux, un agent matériel enfin, long-
temps caché et inoffensif, se développerait tout à
coup à certaine époque de la vie, pour donner naissance aux maladies nerveuses. Il est facile de réfuter
une telle opinion, puisque, si elle était exacte, il y
aurait dans ces maladies lésion matérielle et appréciable des nerfs, ce qui n'existe jamais. Ce n'est pas
que nous voulions dénier que l'organisation primitive, transmise des parens aux enfans, ne puisse
être, dans bien des circonstances, favorable au développement des maladies nerveuses; au contraire,
cette disposition organique originaire est la base
fondamentale de notre théorie; mais nous attribuons
seulement à l'imitation, résultant d'une action sympathique, les effets qu'on impute à la transmission
morbide héréditaire. Nous croyons à l'hérédité des
viscères qui se trouvent dans des conditions d'organisation qui les prédisposent à des affections nerveuses, qui se manifestent plus facilement que
chez les sujets nés de parens qui ne leur ont point
transmis des organes aussi impressionnables; mais
nous ne croyons rien au delà de la condition matérielle organique, qui favorise le développement des
maladies nerveuses.

Si l'on nous demande quel est l'agent actif dans
les phénomènes sympathiques, nous répondrons
franchement qu'il nous est impossible de l'apprécier, quoique les effets sympathiques nous soient

parfaitement connus; et nous ajouterons qu'il est tout aussi difficile d'en contester l'existence que de la prouver. Mais, de même que les hommes sont en général disposés à contracter les habitudes de ceux avec lesquels ils vivent, à tel point que les gestes, l'expression de la physionomie et l'accent de la voix sont imités sans la participation de la volonté de l'imitateur; de même des mouvemens convulsifs sont déterminés, chez certains sujets très impressionnables, aussitôt qu'ils en voient se manifester chez d'autres individus. Des vomissemens abondans et spontanés ont été observés chez des personnes bien portantes, et ces vomissemens n'avaient été sollicités que par la vue de vomissemens éprouvés par d'autres personnes. Ces phénomènes spasmodiques ne peuvent s'expliquer physiologiquement que par l'action nerveuse sympathique.

On ne peut nier les effets de certains agens dont l'action est cependant tout à fait inappréciable. Qui ne sait qu'un grand nombre de personnes ne peuvent supporter le grattement des ongles sur les tissus, le cri résultant du frottement d'une porte sur ses gonds, ou de la section d'un morceau de liége sec au moyen d'un couteau mal aiguisé. Combien d'impressions diverses qui, transmises à des individus très excitables, occasionnent chez eux des phénomènes extraordinaires, et qu'on ne peut pas attribuer à une répugnance réfléchie, car l'effet est fréquemment produit avant que l'intelligence ait réagi ; et même le plus souvent, lorsqu'elle est mise en action , elle se trouve impuissante pour conjurer les accidens nerveux. Gavard , médecin grave et peu impressionnable, était atteint de convulsions lorsqu'il mangeait de la pomme, et le vomissement seul mettait fin aux accès. Nous pourrions citer un grand nombre d'exemples de désordres nerveux par antipathie.

Les hémorrhagies abondantes ou répétées , les flux sanguins , salivaires , intestinaux , lorsqu'ils sont dans des proportions anormales , deviennent, selon les circonstances , des causes prédisposantes , occasionnelles ou déterminantes des affections nerveuses ; il en est de même de l'exercice de certaines professions ; il serait trop long d'en décrire l'action, et ce n'est pas ici le lieu.

DES SYMPTÔMES DES VISCÉRALGIES.

Les symptômes ou signes caractéristiques des viscéralgies sont aussi variés que disparates ; ils se manifestent et se succèdent d'une manière trop irrégulière pour qu'il soit possible de les énumérer dans un ordre basé sur celui de leur apparition. Nous allons seulement rassembler ici les phénomènes qui surgissent des lésions de la sensibilité dans les divers appareils viscéraux.

Aucun auteur , jusqu'à présent , n'a eu l'idée de

considérer la lésion de la sensibilité dans les viscères, déterminant le trouble de leur fonction, comme une affection spéciale des nerfs qui donnent la vie aux divers organes qui concourent à la formation des appareils fonctionnaires. C'est pourquoi l'on a constamment cherché à localiser les lésions nerveuses dans certains organes, en les considérant comme dépendantes d'une cause qui n'agissait que dans le lieu où elle était présumée exister.

Cependant les viscéralgies s'annoncent par des symptômes généraux tellement variables, qu'il n'est guère possible de les attribuer à l'inflammation, dont les effets sont ordinairement appréciables, calculés, et les résultats prévus; nous allons les présenter et les grouper en diverses séries.

L'invasion des viscéralgies est rarement subite; elles se manifestent pour la plupart graduellement, et la lésion nerveuse n'est apparente que lorsque le trouble des fonctions des appareils qui en sont le siége vient déceler son existence. Un sentiment de malaise existe depuis plusieurs semaines, souvent depuis plusieurs mois, avant qu'aucun accident local ou sympathique se déclare.

De la gêne dans les mouvemens du tronc et des membres, du dégoût pour l'exercice, et de la répugnance même pour les actes qui ont pour objet de délasser le corps et de récréer l'esprit, se manifestent d'abord; puis l'appétit est moins vif, et après les repas même légers, les malades éprouvent de la plénitude, de la tension et du gonflement à la région de l'estomac, de la propension au sommeil, de la difficulté à respirer et des bâillemens répétés. La langue devient sèche ou la bouche pâteuse ; il y a soif vive dans le premier cas, répugnance pour les boissons dans le second, et le hoquet, des éructations avec régurgitation de matières alimentaires non digérées, précèdent des vomissemens qui ont lieu ordinairement peu de temps après l'ingestion des alimens. Ces symptômes précurseurs ne se montrent pas chez tous les individus atteints de viscéralgies ; ils sont plus ou moins prononcés, en raison de la sensibilité particulière des sujets. Souvent il y a alternative de l'abolition de l'appétit et d'une faim très vive qui se fait sentir subitement, même la nuit, avec une telle intensité que le sommeil en est interrompu, et ne peut revenir que lorsque l'estomac a été satisfait. Dans le dernier cas, les digestions peuvent être actives, mais ne réparent aucunement les forces, d'autant moins que le dégoût pour les alimens revient ordinairement aussitôt que les malades ont commencé à manger. Quelquefois il y a désir impérieux de substances qui ne sont point alimentaires, surtout chez les femmes, et les malades se repaissent avec délice, soit de charbon, de plâtre, de cendre, de débris d'animaux crus, de matières les plus dégoûtantes, etc. Un appétit fort vif pour les boissons for-

tes et les liquides acides, le vinaigre en particulier,
précède ordinairement des accidens plus graves, tels
que l'altération de l'haleine qui est aigre ou fétide,
un développement considérable de gaz dans les intestins et l'estomac; d'où des borborigmes perpétuels
et la tension de la peau du ventre qui résonne comme
un tambour lorsque l'on frappe dessus légèrement
avec les doigts. Si l'expulsion de ces gaz n'a pas lieu,
soit par la bouche, soit par l'anus, des douleurs résultant de la compression et du tiraillement des filets
nerveux se font ressentir avec une telle violence
qu'elles déterminent la syncope et souvent des mouvemens convulsifs. Le développement des gaz, sans
être porté au point de déterminer les accidens que
nous décrivons, est tellement fréquent, que beaucoup de personnes attribuent leur maladie aux vents
qui les incommodent; et, prenant ainsi l'effet pour
la cause, elles attendent leur guérison de moyens impuissans qui, s'ils soulagent momentanément, ont le
grave inconvénient de laisser la cause agir sans obstacle et augmenter le désordre.

Des battemens très remarquables et des pulsations
se manifestent au creux de l'estomac et dans toutes
les parties qui renferment des vaisseaux sanguins ar-
tériels; l'épigastre et les hypocondres sont sensibles
à la pression, même légère; des douleurs lancinantes
aiguës se font sentir instantanément dans la tête, la
poitrine, le ventre et les membres. Dans la plupart

des cas les selles sont rares et les excrémens durs,
moulés, noirs et extrêmement fétides; cependant il
peut y avoir diarrhée habituelle. Les urines sont ordinairement abondantes, limpides et pâles, quelquefois claires comme de l'eau distillée, surtout dans
le premier degré des viscéralgies.

Dans la deuxième période des viscéralgies, le plus
grand nombre des accidens que nous venons d'énumérer, et qui caractérisent une lésion nerveuse
au premier degré, se manifestent avec plus d'intensité : la gêne de la respiration augmente, surtout
lorsque le malade se livre au moindre exercice; il
ne peut courir, monter ou simplement accélérer sa
marche, sans éprouver de l'essoufflement et de vio-
lens et tumultueux battemens de cœur, en même
temps qu'un sentiment de constriction fort pénible
se fait ressentir dans la poitrine et à la gorge. Dans
ces instans de spasme, la déglutition, particulièrement des liquides, est difficile ou même impossible ;
il y a de la toux sèche, et tellement continue, que le
malade semble menacé de suffocation. Des palpitations se manifestent d'une manière fort incommode
et même douloureuse; la circulation du sang n'est
plus régulière, et il en résulte divers troubles passagers. Des bouffées de chaleur semblent être jetées
au visage qui se colore subitement, et est bientôt le
siége d'une pâleur remarquable et habituelle, principalement autour des ailes du nez et des lèvres. Par

moment, le malade éprouve des frissons qui se propagent des lombes aux diverses autres régions de la partie postérieure du tronc, et auxquels succède une chaleur assez prolongée, accompagnée de sueur qui se refroidit très vite et est très incommode. Les pieds et les mains sont constamment au dessous de la température générale du corps et de l'atmosphère, imprégnés d'une sueur visqueuse qu'il est fort difficile de tarir. Ce n'est pas non plus sans difficulté que l'on parvient à rappeler la chaleur dans les parties qui en sont privées, de sorte que les malades éprouvent une sensation pénible du froid qu'ils y ressentent habituellement.

Des défaillances plus ou moins prolongées, quelquefois incomplètes et instantanées, ont fréquemment lieu ; et, dans ces accidens, qui inquiètent beaucoup les personnes qui les éprouvent, le pouls est concentré, insensible ; le malade conserve cependant toute sa connaissance ; une sueur froide couvre son front, il est dans une anxiété indéfinissable. Il est rare que ces accidens soient suivis d'une réaction fébrile ; généralement le mouvement circulatoire n'est pas augmenté, le pouls est peu développé, profond, intermittent ou irrégulier. Un sentiment de constriction fort pénible se fait ressentir au larynx pendant les exacerbations spasmodiques ; les malades se plaignent d'une sorte d'étranglement, et particulièrement d'éprouver la sensation d'une boule

qui de l'estomac remonterait au gosier. Ce phénomène nerveux, résultant d'un état convulsif de l'œsophage, est plus fréquent et plus caractéristique chez
les femmes que chez les hommes. Le plus souvent
les traits de la face expriment l'inquiétude et la
souffrance ; le teint est pâle, légèrement jaune ; d'autres fois, sans que la maladie soit moins prononcée,
il n'existe aucun trouble appréciable de la physionomie, et l'inspection du visage ne fournit aucun in-
dice de l'altération de la santé, que l'on découvre
seulement par l'examen minutieux des fonctions des
organes sur lesquels l'attention du médecin doit être
appelée par les plaintes du malade.

Des douleurs de tête, permanentes ou vagues, lancinantes ou gravatives, sont quelquefois ressenties
avec une telle intensité, que les fonctions intellectuelles peuvent en être troublées et le sommeil tout
à fait impossible. Des étourdissemens passagers succèdent à des bourdonnemens et à des tintemens d'o-
reilles. Un bruit de sifflement semblable à celui du
vent, ou un effet analogue au murmure de satisfac-
tion du chat (*frémissement cataire* de Laennec) importune les malades, qui font des efforts impuissans pour s'y soustraire. Ce bruit est le plus souvent
semblable à celui que l'on occasionne en soufflant
doucement et d'une manière prolongée sur le conduit auditif ; il paraît augmenter le soir, et devient
insupportable dans le silence de la nuit, si le malade
est privé du sommeil.

Des élancemens douloureux, qu'on pourrait comparer à des commotions électriques, se font ressentir dans diverses parties du corps, dans les membres comme dans la profondeur des organes renfermés dans les diverses cavités, la tête, la poitrine et le ventre. Les intestins en sont fréquemment le siége, surtout le rectum chez les hommes. Chez les femmes, la matrice et les seins en sont plus particulièrement atteints. La peau de la tête est quelquefois sensible, au point que le nettoiement des cheveux, lors même qu'on l'opère avec beaucoup de précaution, est impossible à supporter. Il y a des fourmillemens dans les membres et principalement à la plante des pieds ; quelques malades croient sentir un insecte, un reptile, ou les ondulations d'un liquide se mouvoir sous la peau ; ils éprouvent de l'engourdissement, des tremblemens, des crampes, des mouvemens subits et involontaires dans les membres.

En général, l'irritabilité des viscéralgiques est très grande, l'impression du froid et fort pénible pour eux, et le plus léger abaissement de la température atmosphérique leur excite un vif malaise. Ils ne sont pas moins susceptibles au moral qu'au physique, la plus légère contrariété les exaspère, ils ne sont jamais satisfaits de rien ; ils trouvent insupportables les soins minutieux que leurs amis et leurs parens s'empressent de leur prodiguer. Il règne dans leurs actions une incertitude, une versatilité, un découragement indéfinissables. Capricieux à

l'excès, ils s'irritent contre tout ce qui n'est pas
entièrement soumis à leur mobile volonté. Les viscéralgiques se plaignent amèrement de leur sort, et
attribuent leur état à des causes qui y sont entièrement étrangères. Aussi rien de plus irrégulier et de
plus contradictoire que les moyens qu'ils emploient
pour recouvrer la santé ; ils n'ont de confiance en
personne, et suivent aveuglément les conseils de
tout le monde, même des gens les plus étrangers à
l'art de guérir. Ils veulent un nouveau remède pour
chaque nouvel accident qui se développe ; le désir
chez eux naît et expire à l'instant. Ils causent longuement de leurs souffrances et n'écoutent presque
jamais les réponses qu'on leur fait. Ils répondent
incomplètement et sans suite aux questions qui leur
sont adressées, préoccupés qu'ils sont d'énumérer
et d'expliquer verbeusement les accidens qu'ils ont
remarqués, tout en négligeant de les décrire avec
exactitude. Dans la plupart des cas ils exagèrent le
récit de leurs maux. Néanmoins les personnes atteintes de viscéralgies, lorsqu'elles sont livrées à
elles-mêmes, reconnaissent l'exaltation de leur sensibilité et l'abus qu'elles en font ; alors elles se dé-
sespèrent des chagrins qu'elles ont pu causer à leurs
parens, à leurs amis, à leurs domestiques ; elles en
témoignent un vif repentir et trouvent souvent dans
des pleurs versés en abondance un allégement mo-
mentané à leurs ennuis.

Le sommeil est généralement bon chez les malades affectés de viscéralgies, à moins que ces maladies ne soient arrivées à un degré d'intensité tel, que des fonctions importantes soient notablement entravées, ou que des douleurs erratiques ou fixes accompagnent les accidens nerveux. Le sommeil, qui vient à la suite des accès ou crises spasmodiques, est très bienfaisant et répare promptement les forces épuisées ; mais lorsqu'il est déterminé par des médicamens narcotiques, ou qu'il n'est sollicité que par l'abattement, la solitude et le calme des ténèbres, il est souvent l'occasion de nouveaux tourmens. Des rêves bizarres et épouvantables viennent porter l'effroi dans l'âme des malades qui se réveillent en sursaut en appelant à leur secours, ou sont retenus dans leur lit, immobiles et glacés d'effroi par un horrible état convulsif connu sous la dénomination de *cauchemar*, qui paralyse leur volonté et les met dans l'impossibilité de se soustraire à leur terreur fantastique.

Lorsqu'une viscéralgie est parvenue au degré où se manifestent la plupart des symptômes ci-dessus décrits, une irritation nerveuse cérébrale complique, dans le plus grand nombre des cas, la lésion des nerfs viscéraux ; et pour l'appréciation exacte de la maladie, il faut tenir compte de cette complication, qui n'est qu'accidentelle et qui ne peut être aucunement considérée comme une preuve de la gravité de l'affection principale. Les troubles nerveux cérébraux sont en proportion de la susceptibilité, de l'éducation et des forces morales du sujet ; ils ne peuvent qu'accessoirement aggraver l'état du malade, en rendant nulle l'influence personnelle du médecin, au moyen de laquelle ce dernier doit toujours chercher à modifier l'exaltation désordonnée du cerveau; mais ces phénomènes sympathiques ne s'opposent aucunement à l'action favorable de la médication employée, si elle est basée sur des données exactes et suivie sans interruption : seulement la guérison de la maladie se fera beaucoup plus attendre.

Les accidens cérébraux peuvent augmenter ou se métamorphoser sans cesse et être même portés à un très haut degré, sans que la lésion nerveuse viscérale soit, comme nous venons de le dire, aucunement exaspérée ou dans des conditions plus défavorables à sa guérison. C'est pourquoi il nous paraît utile de tracer avec quelques détails le tableau de ces phénomènes multiformes qui font le désespoir des malades, et contre lesquels l'influence morale du médecin aura d'autant plus d'efficacité que le traitement de la maladie qui les occasionne sera plus activement suivi. Toutefois il n'est pas rare de voir des accidens cérébraux se montrer encore après la guérison complète d'une viscéralgie qui leur avait donné naissance; mais ils ne persistent pas long-temps, et la régularité des fonctions des organes qui avaient été lésés ramène bientôt le calme chez les malades.

·Les symptômes cérébraux peuvent se manifester dans le début des viscéralgies chez les individus méticuleux, chez ceux surtout qui s'occupent habituellement de leur santé et qui redoutent de voir arriver la fin de leur existence ou en exagèrent la fragilité ; mais ils ont plus d'intensité et sont moins fugaces dans le second degré ; dans le troisième, ils dominent tous les autres accidens résultant de la lésion de la sensibilité des nerfs viscéraux.

Les malades deviennent impressionnables à l'excès ; la vue est troublée et son exercice fatigant, quelquefois même douloureux ; la lumière vive est surtout incommode et occasionne des douleurs de tête fixées dans la région sus-orbitaire ; il y a aussi des illusions d'optique, des visions, une berlue permanente, enfin des hallucinations de toutes sortes. Les uns se voient constamment entourés de précipices, de fantômes, de nuages, de feux follets, etc. D'autres voient jaillir des éclairs ou sortir de longues traînées de feu du terrain qu'ils doivent parcourir ; ils croient apercevoir des mouches, des araignées, des filets, des taches de toutes couleurs, des étincelles ou des étoiles lumineuses différemment coloriées, et toutes sortes de figures voltigeant dans l'atmosphère ou errant sur les objets sur lesquels la vue est dirigée. Ceux-ci voient briller d'un grand éclat les corps plongés dans l'obscurité la plus profonde ; ceux-là ne distinguent pas les objets les mieux éclairés dont ils n'apprécient la présence que par le toucher.

Il y a aussi des hallucinations de l'ouïe, du goût, de l'odorat, du toucher. L'halluciné croit entendre une voix qui l'appelle au milieu du silence le plus absolu, les accords d'un instrument harmonieux, ou le bruit d'une forte détonation, de l'écroulement d'un édifice, sans qu'aucune cause puisse donner lieu à une semblable perception. Il trouve l'odeur la plus suave dans les émanations les plus fétides ; il croit éprouver l'impression d'un parfum qui lui occasionne des maux de tête, dans des lieux qui en sont totalement dépourvus et dont l'atmosphère est tout à fait inodore. Le goût n'est pas moins trompeur : les substances d'une saveur repoussante sont recherchées avec avidité ; on rejette, au contraire, celles qui flattent ordinairement le palais. Le toucher peut être perverti de telle sorte, que les corps les plus lisses et polis semblent âpres et raboteux ; la sensation du tact est abolie, les corps froids paraissent chauds, ceux qui sont à une température élevée ne donnent qu'une impression nulle ou de froid.

Dans cet état d'aberration des fonctions des sens et de l'intellect, le caractère des malades change entièrement ; les personnes ordinairement gaies et bienveillantes deviennent moroses et contrariantes ; la confiance se tourne en défiance ; les actions les plus innocentes sont l'objet de soupçons, de reproches et d'interprétations les plus mal fondés ; le viscéralgique accuse tout le monde d'injustice et de trahison ; il est envieux, jaloux, dissimulé, ou fait parade d'une franchise importune et malveillante ; il se plaint à tout propos du sort affreux qu'on lui fait éprouver ; des menées, des calomnies dont il est victime ; il ne veut plus croire aux sentimens exprimés par l'amour et l'amitié. Au milieu de tant de désordre, les facultés intellectuelles exaltées ne sont pas à ce point compromises que le malade soit sans inquiétude sur son état mental, et il témoigne sans cesse de la crainte qu'il éprouve de perdre la raison ; il redoute de devenir fou, imbécile, de perdre la mémoire.

Les craintes des viscéralgiques pour ce qui concerne l'altération de certains organes de leur corps, sont aussi nombreuses que variées, fugitives et toujours renaissantes. Ils se consolent assez facilement, et l'espérance les ranime pendant quelques instans ; mais ils retombent non moins vite dans l'anxiété et le désespoir. Toujours l'esprit tendu sur les maux de toutes sortes dont ils ont trouvé la nomenclature et d'informes descriptions dans des livres de médecine, de la lecture desquels les viscéralgiques sont fort avides, ils se croient en proie à un cancer du pylore, à un *ulcère rongeur*, à une *fistule interne*. Ils redoutent de tomber en apoplexie, en paralysie; d'avoir une gastrite, un engorgement du foie, des obstructions, une *gale rentrée* ou mal guérie; d'avoir le *sang gâté, décomposé, tourné, brûlé;* d'avoir *la bile passée dans le sang*; d'être victimes de traitemens actifs qu'ils ont dû subir, ou de la maladie elle-même qui n'a pu guérir. Au moindre trouble dans les battemens de cœur, lorsque l'accès de toux le plus léger se manifeste, le viscéralgique se désespère d'être menacé dans son existence par un anévrisme du cœur, ou de succomber bientôt au développement de la phthisie pulmonaire; heureux encore s'il ne s'occupe pas des nombreux germes de maux que lui ont légués ses ancêtres, et qui, *tôt ou tard*, doivent mettre fin à une vie si remplie d'amertume.

Les individus atteints d'affections nerveuses causent longuement, et avec une logique souvent embarrassante pour le médecin qu'ils consultent, des causes et des effets des maladies dont ils se supposent affectés. Ils interrogent tout le monde pour savoir si on ne connaît pas quelque personne atteinte d'un mal semblable au leur; mais ils ne s'occupent de la santé des autres que pour s'entretenir d'euxmêmes; ils questionnent tous ceux qu'ils rencontrent sur l'expression de leur physionomie, et sont vivement et péniblement frappés si on les croit malades.

Les viscéralgiques passent la plus grande partie de leur temps plutôt à consulter des médecins qu'à faire des remèdes, car leur incrédulité égale leur inconstance, et ils ne mettent guère en pratique les avis que leur donnent les praticiens sages et dépourvus de charlatanisme. Les empiriques, les commères, les gens étrangers à l'art de guérir, et qui se mêlent de traiter les malades, sont, au contraire, leur providence, parce qu'ils flattent leurs caprices ; mais ils leur font employer simultanément des moyens dont l'action est le plus opposée, et risquent ainsi de compliquer gravement les accidens qu'ils cherchent tant à éloigner.

Par suite de cette disposition à rechercher les causes de leur maladie et les moyens d'y remédier, les personnes atteintes de viscéralgies étudient avec attention tous les phénomènes vitaux, se tâtent habituellement le pouls, écoutent battre leur cœur, observent le mécanisme de la respiration, explorent leur ventre et en palpent toutes les régions ; examinent scrupuleusement toutes les matières excrétées ; recherchent, par la contemplation dans une glace de l'aspect de leur visage et de celui de leur langue, et par l'inspection des urines, des garde-robes et des crachats, soigneusement conservés, si elles ne trouveront pas quelque indication utile à la connaissance de l'affection dont elles sont atteintes.

Nous n'en finirions pas si nous voulions retracer tous les motifs de tourment que se créent les viscéralgiques : nous avons rassemblé un assez grand nombre des accidens auxquels ces malades sont en proie, pour caractériser l'état des personnes atteintes d'affections nerveuses des viscères; mais il est surtout important de noter le penchant qu'ont ces malades à s'occuper constamment d'eux-mêmes. Chez un grand nombre d'individus où d'autres signes particuliers des lésions viscéralgiques manquent, ceux tirés de la sollicitude des malades pour eux-mêmes, sont une indication suffisante pour faire caractériser la nature ou au moins la complication de la maladie existante.

Tels sont, en général, les symptômes qui accompagnent les viscéralgies dont le siége est dans les appareils digestif, nutritif, de la circulation sanguine et des fluides blancs, de la respiration, de la génération, des sécrétions et des excrétions. Mais de ce que nous avons présenté l'ensemble des phénomènes qui peuvent se manifester pendant le cours des affections nerveuses, il ne faudrait pas induire que l'on doit rencontrer tous ces phénomènes, ou la plupart d'entr'eux, chez tous les individus atteints de viscéralgies. Au contraire, il est rare que les symptômes d'une même viscéralgie soient identiques chez

7

divers malades, surtout de sexe différent, attendu
que ces symptômes ne sont que l'expression de lésions de la sensibilité qui n'est pas la même chez
tous les sujets.

DU TRAITEMENT DES VISCÉRALGIES EN GÉNÉRAL.

Ainsi que nous l'avons fait observer, notre intention n'ayant été, quant à présent, que de publier des considérations physiologiques et pratiques sur les viscéralgies, on ne doit pas s'étonner si nous donnons les généralités du traitement propre à ces affections, sans les avoir décrites séparément, en raison des organes qui peuvent en être le siége et des accidens qui les caractérisent spécialement. Ce travail immense trouvera mieux sa place dans le traité didactique que nous nous proposons de publier : il serait d'une utilité douteuse pour les viscéralgiques, auxquels nous avons seulement voulu apporter la bienfaisante consolation qui résultera, maintenant pour eux, de la certitude qu'ils auront acquise, en lisant cet opuscule, que leurs maux ne sont pas, comme on le dit depuis si long-temps, *imaginaires*, et qu'ils peuvent être appréciés matériellement et guéris, comme toutes autres lésions physiques.

Le principal but que l'on doit se proposer d'atteindre, dans le traitement des viscéralgies, est de régulariser la répartition du fluide nerveux, de manière à ce qu'il ne se trouve pas en excès, ni en moins (*éréthisme* ou *atonie*), dans aucun des divers appareils organiques, c'est à dire que la sensibilité d'un viscère ne soit ni exaltée ni diminuée au détriment de ses fonctions propres, et qu'il y ait harmonie d'action entre tous les organes, comme cela existe dans l'état normal ou de santé parfaite.

Les moyens à employer seront autant que possible *externes*. Généralement les remèdes *internes* sont plus nuisibles, à quelques rares exceptions près, que favorables, parce qu'ils troublent d'abord et anéantissent à la longue les fonctions digestives et nutritives, qu'il convient au contraire de faciliter pour les activer graduellement, et les faire prédominer sur les fonctions intellectuelles, afin de voir la complication hypocondriaque se dissiper promptement. Ce n'est pas à dire pour cela qu'il faille nourrir les malades contrairement aux préceptes de l'hygiène ; et nous nous empressons de faire remarquer que ce n'est pas dans l'abondance des alimens qu'il faudrait espérer rencontrer l'avantage que nous venons de signaler et qu'il faut s'efforcer d'obtenir. Pour que la prédominance de la faculté digestive vienne utilement concourir à la guérison du malade, il faut que les organes auxquels cette faculté est dévolue soient dans des conditions tout à fait physiologiques : et lorsqu'ils ne sont pas, comme cela existe le plus souvent, dans une intégrité complète, c'est vers eux qu'il faut premièrement diriger la médication, pour les ramener à l'état normal qui, seul, procure le bénéfice de leur exercice.

Le régime que les malades doivent observer ne peut être indiqué d'une manière absolue ; il faut le varier selon les circonstances, les indications et surtout le goût et les habitudes ; en général il doit être confor= tant sans être excitant : s'il convient toujours de pros- crire les boissons alcooliques, le café à l'eau, les salaisons, les mets de haut goût, les épices et les con- dimens stimulans ; dans la plupart des cas, une ali- mentation substantielle et l'usage du bon vin vieux, celui de Bordeaux, pris dans des proportions modé- rées, ne peuvent être que favorables. C'est surtout par le mélange bien entendu des diverses substances alimentaires que l'on parvient à solliciter heureuse- ment l'exercice des fonctions digestives. Rien n'est plus mauvais que d'astreindre les malades à un ré- gime exclusivement végétal ou animal ; au contraire, en composant les repas d'alimens végétaux et ani- maux, l'on met l'estomac dans les conditions les plus favorables à l'exercice de sa fonction, et les organes nutritifs trouvent dans la masse alimentaire tous les matériaux nécessaires à la réparation des pertes que l'économie a éprouvées.

Il faut considérer, comme faisant partie intégrante du régime, l'exercice en plein air et au soleil qu'il faut recommander aux malades comme un remède auxiliaire très utile, mais dont il ne faut pas abuser. Si l'exercice est poussé jusqu'à la fatigue, il produit un effet contraire à celui que l'on en doit retirer. Il n'est pas moins important de se soustraire aux variations brusques de la température dont l'influence est très fâcheuse; mais il est très préjudiciable de se charger de vêtemens lourds et épais qui entretiennent le corps dans un état de moiteur et même de transpiration continuelle, dont le moindre inconvénient est d'énerver les forces et de plonger les malades dans une indolence et un découragement qui résultent de leurs précautions hygiéniques exagérées. Enfin il faut se prémunir contre le froid humide, et qui est très redoutable, surtout aux pieds.

En ayant soin d'entretenir la liberté du ventre, soit par l'usage des lavemens, de quelques laxatifs doux ou même d'un purgatif approprié aux habitudes et à la constitution du sujet, on aura rempli toutes les nécessités du régime, et l'on se trouvera dans les circonstances les plus favorables au succès de la médication spéciale. C'est surtout dans les troubles fonctionnels des viscères abdominaux qu'il convient de substituer aux préparations laxatives et purgatives ordinaires, l'usage de la *poudre anti-viscéralgique* que nous avons déjà indiquée (voir le GUIDE PRATIQUE, page 28). Ce remède ne contrarie en rien les effets de la médication externe et remplit certaines indications particulières dont il est important de tenir compte dans les affections nerveuses viscérales.

Rien n'est plus facile que de diriger avec fruit la

médication externe contre les accidens qui se manifestent dans les viscères, la plupart contenus dans la cavité abdominale (1). Aux parties antérieures et latérales du corps, ces organes ne sont recouverts que d'une couche de muscles assez minces et de la peau, qui, dans la plupart des cas, contient fort peu de graisse et ne se trouve pas d'une épaisseur qui puisse mettre obstacle à l'introduction des agens médicamenteux. Mais si l'on nous objecte que les organes abdominaux sont superposés de telle sorte, que les plus volumineux recouvrent ceux qui sont profondément situés, et qu'en raison de cette disposition il doit être impossible de les atteindre, nous repousserons l'objection en faisant remarquer que toutes les parties enfermées dans le ventre, dont l'enveloppe est très extensible, sont extrêmement mobiles les unes sur les autres; qu'il est aisé, en changeant la position du malade, de déterminer le déplacement des organes et de les mettre dans une situation qui favorise la pénétration des moyens thérapeutiques à tel point, qu'avec un peu d'habileté il n'est aucun organe sur lequel on ne puisse agir.

Nous nous hâtons d'aller au devant d'une autre objection, non moins spécieuse, qu'on ne manquerait pas de nous faire : c'est qu'il y a sans doute des inconvéniens à opérer le déplacement des viscères

(1) Voyez les notes ci-après.

abdominaux, soit par la pression, soit par l'écarte-
ment des organes qui les constituent, et surtout par
cette sorte de pétrissage qui nous est familier et auquel les malades devront être soumis d'après nos
indications. Bien loin de là, nous trouvons dans les
manœuvres que nous sommes obligés de répéter pour
atteindre les plus grandes profondeurs de la cavité
abdominale, un très puissant moyen curatif auxiliaire
de ces lésions indolentes qu'instinctivement on a
désignées sous la dénomination de *paresse* de l'estomac, des intestins, etc.; mot trivial, qui néanmoins
caractérise assez juste ces accidens des fonctions digestives, contre lesquels les médecins prescrivent
avec succès l'exercice à pied dans des chemins raboteux, en voiture mal suspendue, en charrette ou
à cheval. Le *massage* des organes remplace d'autant
plus avantageusement ces moyens, qu'il ne nécessite
aucune dépense de forces de la part des malades, et
ne les expose pas à des commotions brusques qui fa-
tiguent le cerveau, secouent douloureusement les
poumons et les entrailles.

Nous n'avons pas encore fait connaître en quoi
consistait la médication externe qu'il faut diriger
contre les affections nerveuses dites viscéralgies;
mais on se doute bien qu'elle n'est autre que celle
décrite au commencement de cet ouvrage sous le
titre: *Méthode curative externe des douleurs*, etc., et
que toutes les indications qui sont contenues dans

l'exposé pratique, ne doivent pas moins être observées lorsqu'on entreprend le traitement d'une viscéralgie, que de toute autre lésion nerveuse. Nous renvoyons donc le lecteur à la description des procédés ; nous allons seulement ajouter ici quelques renseignemens généraux sur la manière dont il faut agir, selon les diverses régions en rapport avec les organes affectés.

En général, pour combattre une lésion quelconque il faut diriger la *médication externe* le plus près possible des organes qui sont le siége de cette lésion. Si ces organes sont contenus dans la poitrine (1) ou l'abdomen (2), on pratique successivement la vapo-

---

(1) La POITRINE où le *thorax* est une grande cavité formée en arrière par la colonne vertébrale, en avant par le sternum et ses cartilages, et sur les régions latérales par les côtes ; toutes ces parties sont recouvertes par des muscles qui existent aussi dans l'intervalle des côtes. La poitrine renferme les voies aériennes, les bronches, les poumons, les plus gros vaisseaux sanguins, le cœur, le conduit alimentaire ou œsophage, et au devant de la colonne vertébrale, une grande quantité de nerfs et le canal thoracique auquel viennent aboutir presque tous les vaisseaux lymphatiques du corps.

La base de la poitrine est séparée de l'abdomen par un très large muscle appelé diaphragme, qui est souvent le siége de lésions rhumatismales et nerveuses qui jettent un grand trouble dans l'économie.

(2) L'ABDOMEN est connu aussi sous le nom de *ventre* ou *bas-ventre*. Il est borné en haut par le diaphragme, muscle tendu horizontalement et qui le sépare de la poitrine (*voy.* la

risation, les frictions sèches, balsamiques et le massage sur toute l'étendue de la poitrine et du ventre;

note précédente); en bas, par le bassin; en arrière, par la région lombaire de la colonne vertébrale; sur les côtés et en avant, par plusieurs muscles larges et minces. On divise les parois de l'abdomen en plusieurs régions. La paroi antérieure en offre trois : une supérieure ou *épigastrique*, c'est l'épigastre qui répond à l'estomac; une moyenne ou *ombilicale*, et une inférieure dite *hypogastrique*. La paroi postérieure ne présente que deux régions : l'une supérieure ou *lombaire*, qui répond aux reins; l'autre inférieure, qui répond à l'os *sacrum*. Les parois latérales de l'abdomen sont divisées en trois régions : l'une supérieure ou l'*hypocondre*, une moyenne ou le *flanc*, une inférieure dite *inguinale* ou de l'*aine*.

Les principaux viscères renfermés dans l'abdomen sont : 1° ceux de la nutrition, ayant pour organes l'estomac, les intestins, la rate, le foie, la vésicule biliaire, le pancréas, l'épiploon, le mésentère et ses glandes, les vaisseaux et le réservoir de la lymphe.

2° Les viscères qui ont pour fonctions la sécrétion et l'excrétion des urines : les reins, les uretères et la vessie.

3° Enfin les organes internes de la génération.

Nous avons donné ces indications anatomiques pour faciliter l'examen de l'abdomen chez les malades. Pour explorer le ventre, il est nécessaire que le malade soit couché sur le dos, la tête soutenue, les cuisses et les jambes fléchies, les genoux légèrement écartés et dans le plus parfait repos. En palpant le ventre, la pression doit être en général lente et graduée et n'occasionner aucune douleur. Lorsque la sensibilité du ventre est très vive, il faut s'abstenir d'agir sur les organes qu'il contient.

soit antérieurement , postérieurement ou latérale-
ment d'une manière uniforme, en insinuant les agens
thérapeutiques dans les intervalles des côtes , sous
leur bord libre , dans les replis des intestins ,. etc. ,
selon que l'on veut plus spécialement produire un
effet superficiel ou profond , comme dans le traitement du plus grand nombre des affections nerveuses
des viscères.

Si l'on a affaire à une lésion de l'appareil nerveux
cérébral , on peut opérer sur toute la tête indistinc-
tement sans qu'il y ait à en redouter le moindre inconvénient ; mais on agit plus activement vers l'oc-
ciput, les régions mastoïdiennes et la nuque , si l'on
a des motifs de croire que l'affection que l'on veut
combatre a son siége à la base du cerveau ou dans
la moelle allongée.

Pour diriger la médication sur les parties qui sont
le plus en rapport avec la colonne vertébrale (1) , il

(1) La COLONNE VERTÉBRALE porte aussi le nom de *rachis*,
d'*épine*. Elle s'étend de la tête , qu'elle soutient, au bassin
qui la supporte, et en est une véritable continuation. Elle est
formée de vingt-quatre os nommés *vertèbres*, qui sont superposés et articulés entre eux. Ces nombreuses articulations
sont souvent le siége d'affections rhumatismales et même
goutteuses. Dans son intérieur, la colonne vertébrale renferme la moelle épinière, substance éminemment nerveuse ,
d'où naissent en avant tous les nerfs du mouvement, et en
arrière ceux du sentiment, qui se répandent dans toutes les

faut pratiquer très activement la vaporisation et les frictions balsamiques tout le long et sur les côtés de la colonne vertébrale, depuis la nuque jusqu'au coccix, particulièrement dans les lésions de l'appareil nerveux des fonctions de relation énumérées dans la deuxième division du tableau. (*Voy*. pag. 127.)

Enfin on se conduit toujours en raison des effets que l'on veut produire. Il n'y a aucune région du corps, même la face, sur laquelle on ne puisse mettre en pratique notre méthode curative externe, et toujours avec le même succès.

Dans la plupart des cas, la *méthode curative externe*, modifiée dans son application selon les circonstances et les indications, suffit seule pour obtenir la guérison des viscéralgies ; il est rare qu'il soit nécessaire de faire concourir au succès une *médication interne*, et nous avons déjà dit qu'il fallait autant que possible s'en abstenir, à cause des inconvéniens

régions du corps et des membres, en passant par les trous de conjugaisons que les vertèbres laissent entre elles sur les parties latérales de la colonne vertébrale. Par cet exposé succinct, on conçoit l'importance des organes renfermés dans la colonne vertébrale, et quel avantage on doit retirer d'une médication heureusement dirigée sur le centre nerveux spinal, d'où émanent les principaux nerfs du mouvement et du sentiment.

On considère, dans la colonne vertébrale, trois régions principales : la supérieure ou *cervicale*, qui répond au cou ; la moyenne ou *dorsale*, l'inférieure ou *lombaire*.

graves que l'introduction de médicamens actifs dans les voies nutritives peut déterminer ; car on ne doit pas regarder comme moyens thérapeutiques internes l'emploi de quelques laxatifs ou purgatifs destinés à entretenir la liberté du ventre, et l'usage de certaines substances alimentaires qu'il convient souvent de conseiller pour que le régime vienne en aide au traitement.

Cependant il existe des viscéralgies contre lesquelles il faut diriger des remèdes internes ; c'est surtout lorsque la peau se trouve dans des conditions défavorables à l'application de la vaporisation et des frictions ; parce que la sensibilité est pervertie ou abolie, et que l'absorption ni l'exhalation ne peuvent s'effectuer. Il peut aussi arriver que les organes sous-cutanés se trouvent privés de leur sensibilité normale à un tel point, qu'il faille en quelque sorte la réveiller par une stimulation plus intime, avant de pouvoir mettre en usage la médication *externe*. Dans ces circonstances, comme il est de la plus haute importance d'apprécier avec exactitude l'action des agens médicamenteux qu'il convient d'administrer, ce ne doit être que sous la surveillance d'un médecin éclairé que l'on se soumettra à la médication qui sera reconnue indispensable, et qu'il n'est pas possible d'indiquer d'avance. C'est alors surtout qu'il faut se renfermer, tant pour la préparation que pour l'administration des remèdes, dans les préceptes exposés ci-après sous le titre : *Diachi-rismos de médicamens simples;* on verra, par la lecture de cette notice, à combien d'accidens on soustraira les malades en ne s'écartant point des données pratiques qui y sont rassemblées, et avec quelle sécurité ils pourront attendre, ainsi que le médecin, les avantages d'une médication énergique.

DIACHIRISMOS

DE

MÉDICAMENS SIMPLES

POUR LE

TRAITEMENT DES MALADIES.

C'est avec des MÉDICAMENS SIMPLES *et toujours identiques, tels que l'analyse a seule le pouvoir de les fournir, que les observations thérapeutiques peuvent être rigoureuses.*

Les effets d'une substance ne peuvent être constans que lorsque la substance est employée sans mélange et en quantité bien déterminée.

Nous empruntons les deux propositions que nous venons de citer à des opinions tout à fait opposées et en guerre ouverte quant aux effets des médicamens ; mais on voit qu'elles sont entièrement d'accord sur ce principe fondamental : que l'action des remèdes, appliqués à la guérison des maladies, ne peut être constamment la même et appréciable, que lorsque les substances, qui les composent, sont administrées isolément et dans des proportions toujours égales (1).

Cependant, dans l'état actuel de l'art de formuler, c'est à dire de préparer et d'administrer les médicamens, il n'y a aucun praticien qui n'ait souvent vu ses prescriptions, les mieux combinées selon les règles de la pharmacologie, produire un effet contraire à celui qu'il en attendait. Le moindre défaut des préparations complexes, est d'être impuissantes pour combattre les phénomènes morbides contre lesquels on les dirige. Puis elles ne sont jamais exécutées d'une manière uniforme, non seulement chez divers pharmaciens, mais souvent chez le même :

(1) La première proposition appartient aux médecins en général, quelle que soit la doctrine qui les guide dans l'observation et le traitement des maladies. Ces médecins se servent de médicamens de tous genres, simples ou composés, dont les effets produisent des phénomènes *contraires* à ceux qui se manifestent dans les maladies.

La deuxième proposition est émise, comme un argument péremptoire, par les médecins qui suivent les préceptes de la méthode homœopathique. Ils n'emploient, pour combattre les causes morbifiques, que des remèdes dont l'action produit sur l'organisme des effets *semblables* à ceux que la maladie développe.

Tout à fait désintéressé dans cette controverse sur l'action des médicamens, nous nous bornerons à constater un principe admis *unanimement*, sans nous prononcer sur une question qui ne peut être résolue actuellement.

elles diffèrent quelquefois de goût, d'odeur et de couleur. Cette variation fâcheuse n'échappe pas plus aux malades qu'aux médecins; si ces derniers peuvent à la rigueur se l'expliquer, il n'en est pas de même pour les malades dont la confiance est ébranlée, et qui ne consentent pas, sans répugnance, à continuer l'usage de médicamens qu'ils ne croient pas, avec quelque raison, pouvoir produire un effet toujours également favorable.

Les calculs les plus sages, l'observance la plus minutieuse des préceptes que la science de la matière médicale a rassemblés, ne peuvent surtout mettre à l'abri des inconvéniens inhérens à l'usage habituel de fractionner les doses des médicamens.

D'un autre côté, les préparations les moins composées sont, malgré la pratique rigoureuse des indications qui sont fournies par la chimie, toujours dénaturées dans un espace de temps plus ou moins rapproché, par suite de l'action des diverses substances les unes sur les autres; chaque ingrédient perd de ses propriétés en en acquérant de nouvelles, parfois entièrement opposées à celles qui avaient déterminé son choix.

Tout cela est bien connu; mais comme il paraissait difficile d'administrer isolément la plupart des médicamens actifs, on les a toujours combinés avec des substances qu'on se plaisait à considérer comme *neutres,* bien qu'elles diminuassent sensiblement la vertu du remède , et rendissent l'appréciation de ses effets , sinon impossible , au moins fort incertaine. Puis la routine a prévalu malgré l'abus qui en résultait.

Nous n'apporterons que quelques preuves à l'appui de ce que nous avons avancé , relativement à l'adultération des médicamens composés, résultant de l'action réciproque des diverses substances : nous prendrons nos exemples parmi ceux qui se manifestent le plus fréquemment même aux yeux les moins clairvoyans.

Personne n'ignore que l'influence de la lumière dénature certaines substances minérales , et que ce n'est qu'en les soustrayant à l'action inappréciable de ce fluide qu'on parvient à leur conserver les propriétés qui les caractérisent.

On sait généralement que les sels solubles de mercure exigent, dans leur administration, des précautions extrêmement minutieuses pour que leurs qualités ne soient pas altérées ; l'eau pure de rivière ou de source, si elle n'est pas distillée, a une action très nuisible sur la plupart d'entre eux.

Les substances organiques, végétales ou animales , beaucoup plus impressionnables, s'il est permis de s'exprimer ainsi , n'éprouveront-elles pas des changemens notables dans leurs principes immédiats, par le contact d'élémens hétérogènes ? La nomenclature des substances incompatibles entre elles formerait un immense volume, et encore serait-elle incomplète.

Quelques liquides sont profondément modifiés par l'influence des vases dans lesquels on les renferme ; la couleur d'une infusion de violettes se conserve mieux dans un récipient d'étain que de verre ou de porcelaine. Le lait s'altère plus ou moins promptement, selon la nature des vaisseaux dans lesquels on le recueille ; en trois ou quatre jours il se coagule dans la faïence, le verre ou le plomb : toutes choses égales d'ailleurs, il pourra se conserver à l'état liquide pendant sept ou huit jours dans le ferblanc ou le cuivre. Voilà des faits qu'il est facile de vérifier et qui peuvent donner la mesure de la puissance de l'affinité chimique.

Comment n'attacherait-on pas un vif intérêt à la préparation des médicamens, puisque les moindres circonstances peuvent en modifier les propriétés ? Et c'est une œuvre que nous nous glorifions d'avoir entreprise, que de rappeler l'attention des médecins sur la surveillance qu'ils doivent apporter, tant à la préparation qu'à la dispensation des médicamens, partie si importante de l'art de guérir, que, lorsqu'ils la négligent, ils ne peuvent procéder qu'au hasard, et sans avoir droit d'être distingués de ces empiriques qui préconisent des remèdes qui ne leur sont pas plus connus que les maladies qu'ils ont la prétention de guérir.

Nous n'avons aucunement la volonté de nous éri-

ger en réformafeur, en proposant à nos confrères
une méthode plus simple et plus sûre d'administrer
les médicamens. Fourcroy a dit avant nous : « Tant
» qu'on fera usage des remèdes composés on ne
» pourra jamais rien savoir sur leurs véritables pro-
» priétés. L'ancienne école d'Hippocrate employait
» des remèdes simples ; elle ne présentait aux ma-
» lades qu'un seul médicament, et ne les adminis-
» trait que l'un après l'autre, lorsque des circon-
» stances exigeaient qu'on en changeât la nature...
» L'état stationnaire de l'art de guérir est dû en par-
» tie à la *polypharmacie*. On est toujours dans l'usage
» de prescrire plusieurs substances à la fois dans
» les moindres formules ; et lorsqu'un médicament
» composé a produit un bon effet, il est impossible
» de décider à quelle substance, parmi celles qui
» entrent dans sa composition, est dû cet effet. Il
» est donc nécessaire de n'employer qu'une seule
» substance à la fois, de la donner d'abord à petites
» doses, *pour en connaître l'action,* d'augmenter peu
» à peu la quantité, et de la porter jusqu'à celle qui
» est nécessaire. »

Mais le célèbre chimiste n'a pas même été écouté ;
n'étant pas médecin, il n'a pu d'ailleurs mettre en
pratique les sages préceptes qu'il avait tracés. Quant
à nous, voici en peu de mots le résumé de la tâche
que nous avons entreprise, et quel sera le but constant de nos efforts :

Réduire l'art de formuler à sa plus simple expres-

sion, en le dépouillant des abus que des motifs bien futiles, la crédulité ou le charlatanisme, ont introduits dans son exercice.

Nous conservons dans notre pharmacopée tous les agens dont les propriétés et les effets sont bien constatés ; nous rejetons seulement les substances insignifiantes dites *adjuvantes, intermèdes, correctives*, etc., et qui ne servent qu'à compliquer les formules et à en augmenter le prix.

Les médicamens simples, dont l'expérience a sanctionné la puissance, sont concentrés dans un excipient liquide tout à fait neutre, et n'ayant d'autre propriété qu'une action dissolvante et conservatrice ; de sorte qu'une goutte d'une solution quelconque, immédiatement étendue dans une dose de boisson appropriée, peut équivaloir à une cuillerée du même remède prescrit selon les formules en usage : étant d'ailleurs constamment identiques et inaltérables, leur administration sera toujours en rapport avec la prescription qui en aura été faite.

En conséquence de cette concentration des agens médicamenteux et de leur active efficacité sous un petit volume, il nous a fallu rechercher un procédé qui, sans le secours d'une main exercée et sans qu'on ait à redouter les erreurs ou les fautes de la négligence, mît à même de fractionner spontanément, et d'une manière toujours égale, les médicamens spéciaux, au moment de leur ingestion dans l'économie ;

sous ce rapport, nos tentatives ont été couronnées du plus heureux succès, comme on le verra bientôt.

Diachirismos signifie préparation, administration et dispensation de médicamens (*lib.* II, *Epidem.* — M. Orfila, *nouv. Dict. de méd.*). Nous avons choisi cette dénomination pour désigner un procédé qui a pour objet, non seulement de réduire l'emploi des médicamens à ce qu'il a réellement d'utile, mais de favoriser la cure des maladies les plus rebelles et les plus obscures.

L'efficacité des médicamens est en quelque sorte appréciée à vue d'œil, car l'administration du remède employé peut être graduée à volonté, même par les personnes étrangères à l'art de guérir, au moyen de la disposition du flacon dans lequel il est délivré aux malades. Ainsi se trouvent en outre écartés les accidens qui sont souvent la suite de l'introduction dans l'économie de proportions inégales, ou dans des conditions plus ou moins actives, des substances médicamenteuses.

Les avantages accessoires du *Diachirismos* sont d'annuler les dégoûts qui résultent de l'usage des préparations pharmaceutiques ordinaires, et de réduire à fort peu de chose les embarras et les frais de traitement des maladies. Les personnes atteintes d'affections qui ne les mettront pas dans une impuissance absolue d'agir, après avoir pris les avis d'un homme de l'art, qui seul peut indiquer le choix des médicamens utiles et les modifications qui devront avoir lieu dans certaines circonstances, pourront se traiter elles-mêmes sans le moindre inconvénient, et n'auront besoin de consulter leur médecin que pour obtenir les renseignemens nécessaires afin d'arriver à un résultat complet.

Mais, ainsi que nous l'avons déjà fait remarquer, il était indispensable que le moyen d'administrer les doses des médicamens fût simple, commode, à la portée des intelligences les plus grossières, et surtout qu'il fût un régulateur invariable, propre à opérer d'une manière absolue la division par fractions constamment égales, des substances médicamenteuses, et qu'il mît en même temps à l'abri des erreurs résultant de l'inattention des malades ou des personnes préposées à leur donner des soins.

Ces avantages ont été incontestablement conquis par le procédé suivant :

Tous les médicamens sont contenus, séparément, dans des flacons d'une capacité fort peu considérable, d'une once au plus ; chaque flacon est hermétiquement fermé par un bouchon de verre d'une longueur inusitée, qui plonge dans son intérieur jusque près de la base. La tige ou prolongement du bouchon est en cristal poli, d'une forme cylindrique, légèrement conique du collet à son extrémité, qui est tronquée, ou, comme on dit, coupée en rave : elle trempe dans la solution médicamenteuse contenue dans le flacon, ou en est suffisamment imprégnée au moyen d'une légère agitation imprimée au flacon. On voit tout d'abord qu'il suffit de déboucher subitement le flacon, pour en extraire une quantité du médicament qu'il renferme, proportionnée au volume et à la dimension de la tige du bouchon, à laquelle le liquide adhère, dans des proportions calculées et toujours égales relativement à sa densité (1). Pour étendre la

(1) Après des essais multipliés et comparatifs, nous n'avons adopté qu'une seule forme de flacon, et les dimensions pour les tiges prolongées des bouchons ont été fixées d'une manière invariable. Il résulte de cette disposition générale que la quantité de liquide obtenue peut être toujours égale. Nos expériences ont été faites et vérifiées avec une grande précision, de sorte qu'il n'est pas possible d'avoir, dans l'extraction de chaque dose, une variation sensible ; et encore la variation ne peut-elle être qu'en moins, jamais en plus, ce qui n'occasionne aucun préjudice notable. Cette différence en moins dépendra de la durée du temps que l'on mettra à déboucher le flacon ; car il est aisé de s'apercevoir que si l'on retire trop lentement le bouchon, une partie du liquide qui doit s'attacher à la base de la tige se portera vers l'extrémité, et prendra la place du liquide qui naturellement devait aussi y adhérer.

Pour éviter ce léger inconvénient, il suffira de déboucher, comme nous le recommandons, *subitement* le flacon au moment où, par son agitation, on aura suffisamment mis en contact le liquide avec la tige prolongée du bouchon.

Cette observation devrait être considérée comme puérile, si elle n'avait pour but de réduire à sa juste valeur une objection qu'on aurait pu faire contre la régularité de notre mode de fractionner les doses de médicamens.

dose de médicament ainsi obtenue dans la quantité de boisson préalablement prescrite et prête à la recevoir, il n'est besoin que d'y introduire la tige de verre, en opérant un léger mouvement de circumduction et de va et vient, qui détermine le mélange du remède avec le véhicule destiné à le porter dans l'économie. Aussitôt cette petite opération terminée, on essuiera exactement la tige du bouchon, et on le replacera immédiatement pour fermer le flacon, ou pour servir de nouveau à extraire et à transporter, s'il y a lieu, une autre dose du médicament.

On conçoit facilement la nécessité de la recommandation que nous venons de faire, d'essuyer avec soin la tige du bouchon lorsqu'on la retire du véhicule dans lequel elle a servi à étendre le médicament. Si l'on omettait cette précaution, on reporterait dans le flacon une certaine quantité du liquide dans lequel on l'aurait introduite, et l'on altérerait la vertu du médicament en raison de l'action plus ou moins forte que les substances avec lesquelles on le mettrait en contact auraient pour en opérer la décomposition. Malgré son importance, cette précaution à observer est si simple, qu'elle ne peut être considérée comme une difficulté sérieuse.

Le *Diachirismos* ne serait point applicable à la préparation des remèdes qui n'agissent qu'à l'extérieur du corps, ou qui ne sont introduits que momentanément dans des voies naturelles ou accidentelles,

tels que les gargarismes, les lotions, les fomenta-
tions, les injections, les collyres, les lavemens, s'il
n'entrait jamais dans la composition de ces agens
thérapeutiques aucune subtance énergique, ayant à
petite dose une action spéciale bien déterminée. Mais
il en est tout autrement, et il arrive fort souvent,
dans le traitement de certaines maladies, de voir
administrer, au moyen des injections, des lotions,
des lavemens, etc., des médicamens destinés à opérer une profonde modification des propriétés vitales.

Si le médecin a prescrit un lavement avec addition
de quelques gouttes d'une solution d'opium : quand
on sait, ce que malheureusement on ignore assez généralement, que l'action de l'opium s'exerce avec
plus de force lorsqu'il est administré par la voie des
intestins que par la bouche, et qu'une dose de ce remède qui serait introduite sans inconvéniens dans l'estomac, peut occasionner des accidens graves et même
l'empoisonnement, prise en lavement, certes on re-
connaîtra de quelle importance il sera de n'étendre
la solution d'opium, dans le véhicule prescrit, qu'au
moyen des procédés qui constituent le *Diachirismos*.

Si l'on veut préparer un liquide destiné à être introduit dans la circulation veineuse, ou simplement
injecté dans des cavités naturelles, ou à pratiquer
des lotions à la surface d'une plaie, ou bien encore
à composer un gargarisme, un collyre, faut-il mettre en usage la méthode *endermique ?* Si le remède

doit puiser sa vertu dans l'action d'une substance éminemment énergique, par exemple, le sublimé, l'acétate de morphine, le nitrate d'argent, etc., et qui n'y peut entrer que dans des proportions infiniment petites, n'est-il pas manifeste que la seule manière de doser le médicament avec toute la précision et les garanties désirables, est de mettre en pratique les préceptes du *Diachirismos?*

Il ne nous semble pas nécessaire d'insister davantage : l'importance de nos remarques doit suffire pour établir l'utilité d'avoir recours à un moyen aussi simple que sûr, de fractionner les doses des médicamens qui doivent entrer dans la composition de certains remèdes qui, bien qu'ils ne soient pas directement introduits dans l'économie, s'il se glissait la moindre erreur dans les quantités qu'il convient d'employer, pourraient avoir les conséquences les plus graves et les plus funestes.

On peut déjà apercevoir, d'après ce que nous venons de dire, que si le *Diachirismos* a pour objet spécial la préparation, l'administration et la dispensation de médicamens *simples*, et que si sa pharmacopée ne doit renfermer que des formules de remèdes spéciaux ou spécifiques, il n'en résulte pas une proscription absolue de toutes les préparations pharmaceutiques composées. Au contraire, nous reconnaissons que quelques unes d'entre elles peuvent avantageusement servir de véhicule à des substances héroïques, dont elles faciliteront non seulement l'administration, mais les bons effets. Toutefois il résultera, de l'adoption du *Diachirismos* pour la préparation de tous les médicamens spéciaux, cette différence si importante : que le médicament actif qui, dans les préparations usuelles, était de prime-abord uni avec les diverses substances qui entraient dans leur composition, pourra n'y être introduit, dans les proportions voulues et selon les indications, qu'au moment de l'administrer aux malades ; et qu'ainsi ce médicament ne sera pas sujet à subir des modifications dans ses propriétés, comme cela avait nécessairement lieu, en raison de son contact permanent et prolongé avec des substances qui lui étaient étrangères, par la manière ordinaire de prescrire et de préparer les médicamens magistraux.

Sous un autre rapport, nous devons déclarer que, si l'on doit sévèrement rejeter toutes les préparations composées dont les effets n'ont été constatés que par la crédulité, il faut bien se garder de prohiber celles dont les vertus ont reçu la sanction de l'expérience, et dont on retire de si grands avantages dans le cours des maladies aiguës, pour combattre des accidens passagers. De ce nombre sont : les looks et juleps pectoraux ; les émulsions et les potions calmantes et adoucissantes ; les apozèmes et sucs de plantes, amers, sudorifiques ou dépuratifs ; les mixtures purgatives, stomachiques, balsamiques ; les électuaires toniques, astringens ou vermifuges ; les sirops et vins médicinaux, etc., qui n'agissent qu'à des doses assez fortes, et dont l'administration, même intempestive, n'entraîne jamais de suites redoutables.

Nous n'avons pas l'intention, quant à présent, d'énumérer plus au long les avantages que l'on a droit d'attendre du nouveau mode de préparation et d'administration des médicamens que nous avons adopté ; sa propagation ne pourra trouver d'obstacle que de la part des personnes intéressées à ne pas s'écarter des habitudes routinières actuellement existantes ; mais les médecins qui ne consulteront que le bien de l'humanité, et dont le principal mobile est l'amour de l'art, applaudiront, nous ne pouvons en douter, à notre heureuse innovation. Plein d'espérance de voir couronner nos efforts, et confiant dans l'honorable approbation que nous ont déjà témoignée MM. le baron *Alibert*, *Andral*, le baron *Dubois*, *Fouquier*, *Marjolin*, *Orfila*, le baron *Richerand*, *Velpeau*, professeurs à la Faculté de Médecine ; M. *Magendie*, membre de l'Institut, médecin de l'Hôtel-Dieu ; M. *Gama*, chirurgien en chef du Val-de-Grâce ; M. *Husson*, médecin de l'Hôtel-Dieu ; M. *Biett*, médecin de l'hôpital Saint-Louis ; MM. *Caventou*, *Chevallier* et *Pelletier*, professeurs à l'École de pharmacie ; nous ne reculerons devant aucuns sacrifices pour donner au *Diachirismos* toute la publicité nécessaire, et vaincre l'insouciance ou le mauvais vouloir; nous en trouverons toujours une indemnité dans la conscience que nous aurons acquise d'avoir pris un rang honorable parmi les hommes qui s'occupent avec bonheur du perfectionnement de l'art de guérir. Nous regrettons de ne pouvoir citer ici que quelques noms célèbres et qui font autorité dans la pratique de l'art; mais ce n'est qu'après avoir recueilli l'opinion d'un grand nombre de médecins, chirurgiens et chimistes les plus distingués de la capitale, opinion qui nous a été unanimement favorable, que nous nous sommes décidé à publier cette notice. Un si heureux concours de suffrages fait pressentir les destinées qui sont réservées au *Diachirismos*, et les résultats bienfaisans qu'il doit apporter dans le traitement des maladies, particulièrement dans les altérations obscures des fonctions viscérales, les lésions organiques ou nerveuses, les paralysies et tous les accidens qui résultent de l'abolition ou de la dépravation de la sensibilité, les phlegmasies chroniques internes ou externes, les maladies cancéreuses, scrofuleuses, scorbutiques, syphilitiques et de la peau, puisque toutes ces affections exigent l'emploi prolongé de modificateurs très actifs, et ne peuvent être combattues avec succès que par des agens thérapeutiques dans des conditions spéciales, qui nécessitent les soins les plus minutieux et les plus éclairés pour leur préparation et leur administration.

Enfin nous ferons remarquer combien le *Diachi-*

rismos favorisera la pratique de la médecine dans les petites villes et dans les campagnes, où il est fort difficile aux médecins de se procurer les médicamens spéciaux, dont notre procédé rend l'emploi aussi commode que sûr, sans être dispendieux, en conséquence de la facilité du transport des médicamens prêts à être administrés aux malades.

Pour faire apprécier l'étendue des ressources que l'on trouvera dans l'application des préceptes du *Diachirismos*, nous allons présenter un tableau synthétique des principales maladies qui peuvent être traitées avec succès par l'emploi des médicamens simples. Pour faciliter notre énumération et observer un ordre méthodique, nous avons classé ces maladies en raison des divers appareils organiques qui peuvent en être le siége.

I. APPAREIL NERVEUX DES FONCTIONS ORGANIQUES.

Chez les deux sexes. —Fièvres larvées, lentes, nerveuses, hectiques, intermittentes, névroses, etc. (*Voir* aux autres appareils.)

II. APPAREIL NERVEUX DES FONCTIONS DE RELATION.

Chez les deux sexes. —Folie, aliénation mentale, mélancolie, monomanies diverses. — Nostalgie, morosité, délire nerveux.—Céphalalgie, migraine, douleurs de tête.—Somnambulisme, cauchemar pendant la veille. —Vertiges, hallucinations, berlue. — Tétanos, trimus, hydrophobie, épilepsie, chorée (danse de Saint-Guy), convulsions, crampes, spasmes. — Asthénie nerveuse, paralysies, syncope nerveuse, amaurose (goutte sereine), surdité, anosmie (perte de l'odorat), perte du goût, bégaiement, aphonie (extinction de la voix). — Névralgies anomales, tic douloureux, rhumatisme nerveux, sciatique. —Rachialgie; myelite chronique, ramollissement de la moelle épinière; lésion nerveuse des organes spéciaux.

III. APPAREILS DE LA GÉNÉRATION.

Chez la femme. —Aménorrhée, disménorrhée (suppression ou difficulté de la menstruation). — Chlorose, pâles couleurs, flueurs blanches. — Hystérie, vapeurs, douleurs anomales. — Spasmes des organes génitaux, andromanie (fureur utérine). —Asthénie génitale, anaphrodisie, stérilité. —Maladies de l'âge critique.

Chez l'homme. — Langueur, marasme, consomption. — Flaccidité et décoloration de la peau. —Asthénie génitale; anaphrodisie, impuissance. — Spasmes des organes génitaux; priapisme, satyriasis. — Écoulement contre nature.

IV. APPAREILS DIGESTIF, NUTRITIF ET SÉCRÉTIF.

Chez les deux sexes. — Ptyalisme; salivation, expuition abondante.—Spasme du pharinx, difficulté de la déglutition, œsophalgie. —Gastralgies; gastrodynie, épigastralgie, crampes, spasmes de l'estomac; vomissemens; pyrosis ou fer chaud, boulimie, faim canine. — Appétits dépravés, pica, malacia, gastrorrhée. — Asthénie de l'estomac; flatuosités, aigreurs, dispepsie, difficulté de digérer, régurgitations. — Entéralgies, coliques nerveuses. — Spasmes et asthénie des intestins et de l'anus; défécation involontaire, constipation opiniâtre, diarrhée passive, lienterie. — Hépatalgies (douleurs du foie). —Néphralgies (douleurs des reins), diabètes. —Obstructions et engorgemens des viscères; calculs biliaires et rénaux, jaunisse, gravelle, suppression d'urines. —Hypocondrie viscéralgique. — Cystalgies; douleurs, spasmes et asthénie de la vessie, incontinence et expulsion difficile et douloureuse des urines.

V. APPAREIL DE LA CIRCULATION DU SANG.

Chez les deux sexes. — Anévrisme et dilatation du cœur et des artères. — Battemens tumultueux du cœur, palpitations, pulsations et bruit des artères, syncopes, lipothimies. — Angine de poitrine, sternalgie, goutte diaphragmatique. — Ralentissement du cours du sang, engorgemens parenchymateux, dilatations veineuses, altérations du sang, scorbut, etc. — Hydropisies partielles et anasarques.

VI. APPAREIL DE LA RESPIRATION.

Chez les deux sexes. — Dyspnée, difficulté de respirer, bruits respiratoires; toux opiniâtre, catarrhe sec, asthme, etc.

VII. APPAREIL DE LA CIRCULATION LYMPHATIQUE.

Chez les deux sexes. — Squirrhes, cancers, ulcères chancreux. — Rachitis, scrofules, humeurs froides, écrouelles, engorgemens des glandes, phthisie tuberculeuse et laryngée, goître, tumeurs glanduleuses, carreau chez les enfans. — Épanchemens lymphatiques, tumeurs blanches des articulations, gonflement et infiltration de la peau, épaississement des lèvres, bouffissure du visage, cataractes laiteuses, ulcérations des paupières et de la cornée transparente. — Punaisité et écoulemens muqueux contre nature. — Syphilis et tous ses accidens. — Goutte, rhumatismes et engorgemens articulaires.

VIII. APPAREIL MUQUEUX ET CUTANÉ.

Chez les deux sexes. — Catarrhes chroniques; catarrhes oculaire, nasal, pulmonaire, des intestins (glaires), de la vessie, de l'urètre et du vagin, blennorrhée, leucorrhée, etc. — Dermatoses : lèpres, dartres, gales, exanthêmes, psorides, syphilides, taches, végétations, rugosités, et toutes les maladies chroniques de la peau.

Nous n'avons compris dans ce résumé que les maladies qui réclament l'emploi prolongé de médicamens spéciaux, et qui n'exigent pas absolument l'intervention personnelle du médecin. Nous en avons exclu les affections *aiguës* qui nécessitent, au contraire, de fréquentes modifications dans l'administration des remèdes et la présence journalière d'un homme de l'art. Néanmoins, ainsi que nous l'avons fait observer dans le cours de cette notice, les praticiens tireront un grand avantage des procédés qui constituent le *Diachirismos*, pour la préparation des prescriptions extemporanées internes ou externes, surtout sous le rapport de l'état de pureté des médicamens et du mode d'en fractionner les doses avec une rigoureuse exactitude.

L'utilité et l'importance pratique du *Diachirismos* sont aujourd'hui reconnues et confirmées par l'assentiment unanime des hommes placés à la tête du corps médical. Les principaux journaux de médecine français et belges ont applaudi à nos travaux dans des termes qui nous ont d'autant plus flatté que ces recueils de la science se distinguent par la sobriété de leurs éloges toujours motivés. Nous devons donc faire tous nos efforts pour voir s'accomplir une réforme qui touche à de si grands intérêts ; aussi nous ferons-nous un devoir et un plaisir de transmettre à nos confrères, éloignés de la capitale, tous les renseignemens pratiques qu'ils pourraient désirer ; il suffira qu'ils nous en fassent la demande par lettres affranchies.

Pour justifier les espérances que nous exprimons, qu'il nous soit permis de publier ici les opinions qui nous ont été manifestées par écrit et qui ont été spécialement motivées par d'illustres praticiens. Elles feront d'ailleurs connaître dans quels rapports d'estime nous nous trouvons placé parmi nos confrères les plus distingués, et serviront de réponse aux insinuations malveillantes de quelques praticiens vulgaires.

A M. LE DOCTEUR COMET.

Paris, 20 janvier 1836.

Monsieur,

Vous avez raison, en principe : il serait bon d'administrer toujours les médicamens dans leur état de simplicité pour mieux juger de leurs effets et pour éviter l'altération qui résulte des mélanges.

Quant à la concentration que vous proposez de faire subir aux médicamens, pour pouvoir compter sur une action plus grande et plus constante, je suis entièrement de votre avis, et en précisant mieux qu'on ne l'a fait, jusqu'à la quantité des parties actives, vous donnez certainement à la thérapeutique une base plus solide.

Au surplus, je désire, Monsieur, que vos vues soient écoutées par les hommes capables de les juger et de les apprécier, et qu'elles soient adoptées dans la pratique pour la plus grande gloire de la médecine.

Agréez, je vous prie, l'assurance de la considération très distinguée que vous m'avez inspirée.

FOUQUIER,

*Professeur à la Faculté de Médecine,
médecin de l'hôpital de la Charité.*

———

Mon cher confrère,

Le travail que vous venez de publier sous le titre de *Diachirismos*, me paraît d'une grande utilité pour rendre plus facile l'art de préparer et de doser les médicamens simples; je l'ai lu avec plaisir et intérêt, et il m'en est resté cette conviction, que vous offrez un moyen sûr de remplir exactement les formules dans lesquelles entrent des substances très actives qu'on ne prescrit que par fractions, en même temps que vous mettez les praticiens des petites villes, et surtout des campagnes, où des pharmaciens instruits ne sont pas toujours établis, à portée de préparer eux-mêmes et de doser avec certitude les médicamens qu'il peut être pressant de prescrire.

Je ne doute pas que les médecins qui auront connaissance des procédés que vous indiquez, ne s'empressent d'en faire sentir les avantages pour toutes les compositions où la précision des doses est de rigueur.

Le modèle de consultation qui termine votre publication mérite également d'être connu, et s'il n'est pas toujours nécessaire de faire aux malades un aussi grand nombre de questions que vous le proposez, la plupart d'entre elles ont néanmoins de l'importance pour bien établir un diagnostic.

Agréez, mon cher confrère, l'expression de tous les senti-mens les plus affectueux avec lesquels j'ai l'honneur de vous saluer très parfaitement.

GAMA,
Premier professeur, chirurgien en chef de l'hôpital d'instruction du Val-de-Grâce.

---

15 Février 1836.

Monsieur et très honoré confrère,

J'ai lu avec beaucoup d'attention la notice que vous m'avez adressée sur un nouveau mode de préparation, d'adminis-tration et de dispensation des médicamens spéciaux.

Il est hors de doute qu'un procédé qui réduirait l'art de formuler à sa plus simple expression, en le dépouillant des abus que des motifs futiles ou la routine ont introduits dans son exercice, serait un grand service rendu à la science et à l'humanité.

Sous ce double rapport, je ne puis qu'applaudir aux inten-tions exprimées dans votre notice, et désirer que vos efforts soient couronnés du succès que mérite le but louable que vous vous êtes proposé.

J'ai l'honneur d'être avec considération, monsieur et très honoré confrère, votre très humble et très dévoué serviteur.

HUSSON,
Médecin de l'Hôtel-Dieu.

---

2 Décembre 1835.

Monsieur,

J'ai lu avec intérêt la notice que vous m'avez remise : je regarde comme de la plus grande vérité et de la plus haute importance les deux aphorismes dont vous partez pour établir la méthode que vous proposez pour doser les médicamens énergiques. Étendre les principes purs des végétaux ou même les médicamens composés très actifs, les étendre ou les dissoudre dans un véhicule qui ne les altère point, de telle sorte qu'on puisse facilement fractionner les doses, est un grand point; mais substituer les mesures aux poids n'est pas un moins grand avantage. Comment peser un dixième de grain de sublimé, moins encore si le médicament exige une moindre dose? Il faudrait donc que chaque pharmacien eût des balances d'essai, de ces balances qui coûtent 3 à 400 fr. et qu'on ne peut conserver que sous verre.

Introduire le médicament dans une poudre, et la partager à vu d'œil en 20, 30, 40, etc., doses, pour diviser ainsi le médicament actif en fractions représentées par ces divisions, est l'ancienne méthode; mais quels inconvéniens ne présente-t-elle pas? Vous l'avez senti avec tous les bons esprits, et vous avez cherché un procédé plus rationnel et plus facile; en cela, vous avez rendu service à l'humanité...

Persuadé que l'idée seule d'être utile vous anime, et que ce que vous voulez avant tout, c'est le bien général,

Je suis, avec une parfaite considération, Monsieur, votre dévoué collègue.

J. PELLETIER,

Docteur ès-sciences, sous-directeur et professeur de l'École de pharmacie.

Mon cher confrère,

Je suis en tous points de votre avis, relativement à ce que vous dites du mode d'administration des médicamens. Je suis en mon particulier si malheureux de ne savoir jamais ce que je donne, que je vous aurais une véritable obligation de nous tirer de cet embarras. Du reste, la réforme est en bonne main, et j'espère que vous ne vous en tiendrez pas là.

Tout à vous, votre bien dévoué,

VELPEAU,

Professeur à la Faculté de Médecine.

1ᵉʳ Décembre 1835.

Mon cher confrère,

J'ai lu avec attention les feuilles que vous avez bien voulu m'envoyer. Le procédé que vous y annoncez est ingénieux, il a son point de départ dans une bonne idée, celle d'administrer les médicamens au plus grand état de pureté possible... S'il vous convient d'en causer avec moi, etc.

Recevez, mon cher confrère, l'expression de toute mon estime.

ANDRAL,

Professeur à la Faculté de Médecine.

Mon cher Comet,

J'approuve entièrement votre travail, et je viens de l'envoyer à un de mes anciens élèves qui s'est fixé en province. Venez donc me voir.

Votre ami dévoué,

Le baron ANT. DUBOIS,

*Professeur honoraire à la Faculté
de Médecine.*

Monsieur et très honoré collègue,

J'ai différé à avoir l'honneur de vous répondre, parce que je voulais auparavant m'entendre avec M. Orfila, que vous avez pareillement consulté. Au surplus, mon très honoré collègue, vous n'avez aucun besoin de mon témoignage, je vous l'assure; ce que vous avez dit dans la brochure que vous avez bien voulu m'adresser est suffisant.

Votre dévoué,

Baron ALIBERT,

Professeur à la Faculté de Médecine.

Billet écrit de la main de M. Orfila, doyen de la Faculté de Médecine.

Paris, le 28 novembre 1835.

M. Orfila présente ses complimens à M. le docteur Comet, et lui renvoie, *avec quelques observations* (1), le Mémoire qu'il lui avait fait parvenir. Il approuve le fond de ce travail, qu'il croit utile.

---

27 Novembre 1835.

Monsieur et honoré collègue,

L'ouvrage que vous vous proposez de publier ne peut manquer d'obtenir un grand succès. Il introduira plus de précision et de méthode dans l'application de la thérapeutique. Il contribuera, je l'espère, à répandre d'une manière plus gé-

(1) Ces observations ont été intercalées dans le corps de l'ouvrage.

nérale cette médecine rigoureuse et logique, qui est le but des praticiens de bonne foi. Je ne saurais donc qu'applaudir à votre projet, et il me serait impossible de me permettre la moindre addition à des pages si bien remplies.

J'ai l'honneur d'être, monsieur et honoré confrère, avec les sentimens les plus distingués,

Votre très humble serviteur,

L. BIETT,
Médecin de l'hôpital Saint-Louis.

Paris, le 22 décembre 1835.

Monsieur,

L'Académie a reçu, avec beaucoup d'intérêt, l'ouvrage que vous venez de publier sous le titre de *Diachirismos,* etc. Elle en a ordonné le dépôt dans sa bibliothèque, et m'a expressément recommandé de vous écrire pour vous transmettre ses remercîmens.

J'ai l'honneur d'être, avec la plus parfaite considération, Monsieur et très honoré confrère,

Votre très humble et très obéissant serviteur,

PARISET,
Secrétaire perpétuel de l'Académie Royale de Médecine.

N. B. Nous n'avons point reçu de lettres de MM. Marjolin, Richerand, Magendie et autres confrères que nous avons consultés; mais les termes dans lesquels ils nous ont donné leur approbation n'ont été ni moins flatteurs ni moins explicites que les témoignages d'encouragement que nous venons de mettre sous les yeux de nos lecteurs.

EXPOSÉ

NOUVELLE MÉTHODE D'EXAMEN DES MALADES.

Si le *Diachirismos* peut, particulièrement dans les maladies de long cours, aplanir les difficultés qui résultent de la préparation, de l'administration et de la dispensation des médicamens, il reste encore à substituer au mode vicieux et arbitraire en usage pour l'examen des malades, une méthode simple et régulière de recueillir tous les documens qui doivent servir au médecin pour établir un diagnostic raisonné.

On conçoit que, quelles que soient la perspicacité et la faculté de mémoire qu'un médecin puisse posséder, il n'est pas impossible que, distrait, même par l'application qu'il met dans ses investigations, il oublie d'interroger son malade sur des circonstances qui porteraient les plus grandes lumières sur la nature de l'affection dont ce dernier est atteint; d'ailleurs, quelques unes des réponses du malade ne peuvent-elles pas échapper au souvenir du médecin?

Au contraire, en procédant à la recherche des causes et des effets des maladies, dans l'ordre établi sur la *feuille d'interrogations* dont nous donnons ci-après un modèle, il est facile de ne rien omettre d'essentiel. En ayant le soin d'annoter, au fur et à mesure des réponses, les indications qu'on en tirera, on aura un tableau précis de tous les phénomènes propres à fixer les idées et le jugement d'une manière solide et éclairée.

Si le malade doit obtenir un grand avantage des interrogations méthodiques, le médecin, de son côté, regagnera bien la peine qu'il aura prise de recueillir les réponses ; il possédera le moyen de se soustraire à l'inconvénient de faire, à chacune de ses visites, répéter des choses qu'on devait croire gravées dans sa mémoire. Et c'est une remarque que tout le monde a faite, que les malades, émus par la présence du médecin, oublient presque toujours ce qu'ils s'étaient bien promis de lui dire : il est donc très important d'aider leur mémoire troublée par des questions bien ordonnées. Puis, dans le silence du cabinet, quel parti ne peut-on pas tirer des faits rassemblés, pour étudier les formes insidieuses d'une altération obscure.

D'un autre côté, il arrive fréquemment que des malades désirent prendre l'avis d'un médecin étranger à leur résidence : rien alors ne peut suppléer aux feuilles d'interrogations, qui facilitent aux malades l'exposé des accidens qu'ils éprouvent ; elles évitent encore au médecin le dépouillement de données utiles, toujours noyées au milieu d'une correspondance prolixe et cependant insuffisante. Le malade, guidé par les demandes, consignera lui-même avec calme et réflexion, ou fera noter ses réponses à la suite de chacune d'elles : ainsi le médecin possèdera des documens exacts et circonstanciés, au moyen desquels il formera son opinion sur le caractère de la maladie et l'espèce de traitement qui doit lui être opposé.

Depuis long-temps nous nous servons avec avantage de notre méthode d'interrogations : elle est indispensable, il faut le dire, pour réunir, grouper et comparer les indications si fugitives des affections nerveuses, et les nombreuses métamorphoses des signes des maladies chroniques et organiques. Avec son aide, nous nous sommes toujours trouvé à même de répondre d'une manière satisfaisante aux consultations qui nous ont été demandées par des malades fort éloignés de la capitale.

Nous avons l'habitude, et nous engageons nos confrères à la contracter, de conserver les feuilles d'interrogations, sur la dernière page desquelles nous résumons le traitement que nous avons prescrit et son résultat. Quelquefois, au bout de plusieurs années, on y trouve d'utiles renseignemens, si l'on est de nouveau appelé à donner des soins ou un avis aux mêmes personnes.

Si quelques praticiens trouvent minutieux les détails dans lesquels nous entrons pour parvenir à l'appréciation rationnelle des causes et du traitement des maladies, nous conviendrons de la vérité de leur remarque ; mais lorsqu'il s'agit de remplir un ministère aussi sacré que celui du médecin, on ne peut encourir de reproche plus grave que celui d'être léger, téméraire, ou trop confiant dans ses propres forces.

D'ailleurs tous les médecins, quels que soient leurs talens, ne sont pas également aptes à obtenir des succès dans le traitement des *maladies chroniques, organiques et nerveuses;* il faut être doué d'une véritable passion de guérir ou de soulager ses semblables, pour se décider à subir les inconvéniens d'une telle spécialité. Ce n'est que par une grande persévérance, un tact que l'expérience seule procure, et une méthode rigoureuse d'examen, que l'on peut parvenir à interroger et à interpréter utilement des souffrances dont le cri se fait mal entendre, et que généralement l'on ne comprend pas. Mais aussi que sont, pour le praticien heureux, les reproches et les doutes du vulgaire ? Il est bien récompensé lorsqu'après des recherches, *minutieuses* si l'on veut, il parvient à arracher à une lente agonie des malades pour lesquels il est un nouveau créateur, et qui, dans les cas au dessus des ressources de l'art, ont au moins éprouvé les bienfaisantes influences de l'espérance et des soins consolans d'une douce humanité.

MODÈLE D'UNE FEUILLE D'INTERROGATIONS,

qui ordinairement se compose de quatre pages in-4°, grand papier de poste.

Ces feuilles sont adressées aux personnes qui en font la demande pour rédiger leur consultation.

N°

Consultation pour M.

profession de   *âgé de*   *né à*

NOTA. Le malade répondra aux diverses interrogations qui suivent ; les blancs seront successivement remplis selon qu'il y aura lieu, en ménageant l'espace pour que l'on puisse y ajouter les nouvelles indications qui pourraient survenir. Ce document important sera soigneusement conservé par le médecin consulté, pour fournir les renseignemens qui pourraient être nécessaires par la suite.

MALADIES ANTÉRIEURES.	Forces physiques.
MOYENS EMPLOYÉS ; RÉSULTAT.	État moral.
(On doit indiquer, sous ce titre, toutes les affections dont le malade a été atteint, en donnant des détails aussi circonstanciés que possible. Si l'espace manque, on y suppléera par une note additionnelle.)	Sommeil. Rêves. Réveil.
INDICATIONS GÉNÉRALES ET PARTICULIÈRES.	(Indiquer si l'on éprouve quelque inconvénient à se coucher dans telle ou telle position.)
Constitution.	Remarques diverses.
Tempérament.	(Indiquer, entre autres choses, si l'on est marié ou non, et si l'on a des enfans jouissant d'une bonne santé : sinon, quelles affections les ont particulièrement atteints. Faire connaître si les parens dont on est issu vivent encore ou sont morts dans un âge avancé, et s'ils étaient sujets à des infirmités anciennes.)
Dispositions innées.	
Habitudes.	
État du pouls.	

SENS ET ORGANES DES SENS.	POITRINE.
Yeux.	Respiration.
Ouïe.	Toux.
Odorat.	Expectoration.
Goût.	Nature des crachats.
Tact.	Douleurs.
	Percussion.
TÊTE.	(Un médecin exercé peut seul indiquer les résultats de la percussion.)
Douleurs.	Auscultation.
Étourdissemens.	
Fonctions intellectuelles.	(Sera pratiquée autant que possible par un médecin ; mais une personne intelligente et attentive pourrait toujours fournir des renseignemens utiles , en mentionnant avec exactitude la sensation que lui auront fait éprouver l'acte de la respiration et les mouvemens du cœur, en appliquant exactement son oreille sur les diverses régions de la poitrine et du cœur.)
Facies.	
(Indiquer le teint habituel ou maladif et l'expression des traits.)	
BOUCHE.	
Lèvres.	Battemens du cœur.
Gencives.	Palpitations.
Dents.	Anxiétés.
Langue.	Lypothimies (faiblesses).
Haleine.	Syncopes.
Salivation.	Remarques particulières.

ABDOMEN, RÉGIONS DIVERSES.

Hypocondres (régions latérales du ventre).

Région épigastrique (creux de l'estomac).

Région ombilicale.

(Indiquer s'il y a du gonflement, de la tension et de la douleur par la pression dans ces régions.)

Appétit.

Soif.

Digestion.

Vomissemens.

Nausées.

Flatuosités et bruits des intestins.

Déjections.

Urines.

Organes sexuels.

Remarques particulières.

PEAU.

Couleur.

Température.

Sensibilité.

Exanthèmes (éruptions).

MEMBRES.

Supérieurs (épaules, bras, avant-bras et mains).

Inférieurs (cuisses, jambes et pieds).

Articulations.

CHEZ LES FEMMES.

Sein.

Utérus.

Règles.

Couches.

Suites des couches.

Remarques particulières.

(Indiquer principalement si l'on est en état de mariage ou non.)

DIAGNOSTIC.

DATES DES
CONSULTATIONS ET PRESCRIPTIONS.

(Le caractère de la maladie, le traitement que le médecin aura mis en usage et son résultat, seront ici successivement consignés par lui.)

FIN.